U0226039

**本书获得以下项目资助：**

2019年医疗服务与保障能力提升补助资金（中医药事业传承与发展部分）"全国中药资源普查项目"（财社〔2019〕39号）

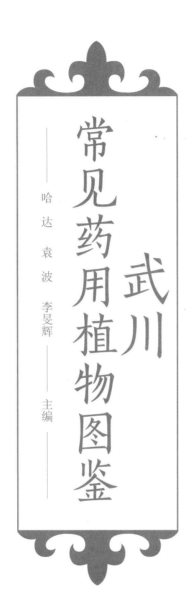

武川
常见药用植物图鉴

哈达　袁波　李旻辉——主编

北京科学技术出版社

**图书在版编目（CIP）数据**

武川常见药用植物图鉴 / 哈达，袁波，李旻辉主编 . — 北京：
北京科学技术出版社，2021.1
ISBN 978-7-5714-1116-9

Ⅰ . ①武… Ⅱ . ①哈… ②袁… ③李… Ⅲ . ①药用植物—武川县—图
集 Ⅳ . ① R282.71-64

中国版本图书馆 CIP 数据核字 (2020) 第 161393 号

**责任编辑：**侍　伟
**文字编辑：**吕　慧
**图文制作：**樊润琴
**责任印制：**李　茗
**出 版 人：**曾庆宇
**出版发行：**北京科学技术出版社
**社　　　址：**北京西直门南大街16号
**邮政编码：**100035
**电　　话：**0086-10-66135495（总编室）　　0086-10-66113227（发行部）
**网　　址：**www.bkydw.cn
**印　　刷：**北京捷迅佳彩印刷有限公司
**开　　本：**889mm×1194mm　　1/16
**字　　数：**73千字
**印　　张：**14
**版　　次：**2021年1月第1版
**印　　次：**2021年1月第1次印刷
ISBN 978-7-5714-1116-9

**定　　价：**298.00元

# 编 委 会

**主　编**　哈　达　　袁　波　　李旻辉

**副主编**　张海涛　　李东华　　张国星　　张　雄　　刘林林

**编　委**　（按姓氏笔画排序）

王　杰　　王　佳　　毕雅琼　　曲宁宁　　刘林林

孙国梁　　李东华　　李松树叶　李旻辉　　宋　丽

张　华　　张　雄　　张国星　　张春红　　张海涛

张琳波　　陈　磊　　哈　达　　袁　波　　高林梅

渠　弼　　宿　婷　　解国华　　魏　红

# 前　言

　　武川地处内蒙古中部，位于北纬 40°47′ ~ 41°23′、东经 110°31′ ~ 111°53′，下辖 3 个镇、6 个乡，即哈乐镇、可可以力更镇、西乌兰不浪镇，以及上秃亥乡、二份子乡、耗赖山乡、大青山乡、哈拉合少乡、德胜沟乡。武川东西长约 110km，南北宽约 60km，总面积 4885km²，总人口约 17 万人。县境东南部和南部与呼和浩特市新城区、回民区和土默特左旗相连；西南部和西部与包头市土默特右旗、固阳县毗邻；北部与包头市达尔罕茂明安联合旗、乌兰察布市四子王旗接壤；东部与乌兰察布市卓资县交界。

　　武川位于阴山北麓，大青山横跨县境东西，山势险阻，平均海拔 1700m，最高海拔 2327m；境内地形由南至北逐渐低缓，东、南、西部三面环山，构成了武川盆地。武川山地面积 2296.7km²，约占总面积的 47%；丘陵面积 2588.3km²，约占总面积的 53%。武川属中温带大陆性气候，日照充足，昼夜温差和冬夏温差都较大，冬长夏短，年平均气温 3℃，无霜期 124 天左右，年积温 2578.5℃，年平均降水量 354.1mm。

　　武川多变的地形地貌和独特的气候条件为野生药用植物提供了良好的生长环境。2012 年 9 月，内蒙古开始进行第四次全国中药资源普查——内蒙古地区蒙中药资源普查试点工作的筹备。2013 年 5 月 30 日内蒙古自治区卫生厅下发"关于内蒙古自治区蒙中药资源普查试点工作方案的通知"，标志着包括武川在内的第四次内蒙古蒙中药资源普查工作正式开始。在国家中医药管理局、中国中医科学院中药资源中心、内蒙古自治区卫生健康委员会的组织和领导下，历经 4 年，普查队探明了武川蒙中药资源的种类、分布、流通、传统用药知识及重点蒙中药材资源等情况。在此基础上编者承担了《武川常见药用植物图鉴》的编写任务。

本书共收载武川常见药用植物 206 种，涉及 54 科 159 属，按照恩格勒系统由低等到高等的顺序排列，主要介绍了每种植物的名称（中文名、拉丁学名、蒙文名、别名）、药用部位、生长环境、中医功效、蒙医功效等信息，并附上每种植物的植株全貌图、鉴别要点图和第四次内蒙古蒙中药资源普查中在武川采集的腊叶标本图，既便于识别，又突显了武川常见药用植物的实用性。

本书从标本采集、照片拍摄到内容撰写，历经数载，倾注了编者大量的心血，但由于编者水平有限，书中难免有不妥之处，恳请读者不吝指正。

最后，感谢中国通用技术集团对本书出版的支持。

编　者
2020 年 1 月 20 日

# 编写说明

本书是在第四次内蒙古蒙中药资源普查的基础上，结合文献调查结果，选择武川有分布、功效确切的蒙中药资源作为收录对象，进行归纳整理而成。本书共收载药用植物 206 种，涉及 54 科 159 属。本书收载的药用植物采用恩格勒系统，按照由低等到高等的顺序排列，收录了药用蕨类植物 2 科 2 属 3 种、药用裸子植物 2 科 2 属 2 种、药用被子植物 50 科 155 属 201 种。

（1）植物名：主要参考《中国植物志》，同时参考《内蒙古植物志》（第二版）。其中，物种的拉丁学名书写时，属名、种加词、变种加词、亚种加词均采用斜体。

（2）蒙文名：主要参考《内蒙古植物志》（第二版）。

（3）别名：一般收录 2 ~ 3 个常用的俗名或地方习用名。

（4）生长环境：记述该物种野生资源在武川的生长环境，包括海拔、群落特征等；栽培资源简要介绍栽培适宜条件及适宜种植区域。主要参考《内蒙古植物志》（第二版）。

（5）药用价值：包括该物种作为中药和蒙药使用的药用部位（括号内注明相应的药材名）和功能主治，其中引用不详的项目从略。主要参考《中华人民共和国药典》《中华本草》《全国中草药汇编》《内蒙古植物药志》《内蒙古中草药》等。

（6）图片：每种药用植物均配有高清彩图，主要包括物种植株全貌图、鉴别要点图、腊叶标本图等。

# 目 录

**武川常见药用植物**（中国蕨科—禾本科）---- *1*

中国蕨科 ----------------------- *2*

  银粉背蕨 ------------------ *2*

水龙骨科 ----------------------- *3*

  小五台瓦韦 ---------------- *3*

  华北石韦 ------------------ *4*

柏科 --------------------------- *5*

  侧柏 ---------------------- *5*

麻黄科 ------------------------- *6*

  草麻黄 -------------------- *6*

壳斗科 ------------------------- *7*

  辽东栎 -------------------- *7*

榆科 --------------------------- *8*

  榆树 ---------------------- *8*

荨麻科 ------------------------- *9*

  麻叶荨麻 ------------------ *9*

蓼科 -------------------------- *10*

  苦荞麦 ------------------- *10*

  萹蓄 --------------------- *11*

  拳参 --------------------- *12*

  叉分蓼 ------------------- *13*

  酸模叶蓼 ----------------- *14*

  珠芽蓼 ------------------- *15*

  巴天酸模 ----------------- *16*

石竹科 ------------------------ *17*

  老牛筋 ------------------- *17*

  兴安石竹 ----------------- *18*

  瞿麦 --------------------- *19*

  山蚂蚱草 ----------------- *20*

  银柴胡 ------------------- *21*

藜科 -------------------------- *22*

  菊叶香藜 ----------------- *22*

  碱地肤 ------------------- *23*

  猪毛菜 ------------------- *24*

苋科 -------------------------- *25*

  反枝苋 ------------------- *25*

毛茛科 ------------------------ *26*

  西伯利亚乌头 ------------- *26*

  阴山乌头 ----------------- *27*

  北乌头 ------------------- *28*

  耧斗菜 ------------------- *29*

  芹叶铁线莲 --------------- *30*

  灌木铁线莲 --------------- *31*

  棉团铁线莲 --------------- *32*

  长瓣铁线莲 --------------- *33*

  翠雀 --------------------- *34*

  细须翠雀花 --------------- *35*

  水葫芦苗 ----------------- *36*

  蓝堇草 ------------------- *37*

  芍药 --------------------- *38*

  细叶白头翁 --------------- *39*

  瓣蕊唐松草 --------------- *40*

罂粟科 ------------------------ *41*

  小黄紫堇 ----------------- *41*

  白屈菜 ------------------- *42*

  角茴香 ------------------- *43*

野罂粟 ———————— 44

**十字花科** ———————— 45

荠 ———————— 45

光果葶苈 ———————— 46

垂果南芥 ———————— 47

播娘蒿 ———————— 48

糖芥 ———————— 49

独行菜 ———————— 50

宽叶独行菜 ———————— 51

菥蓂 ———————— 52

**景天科** ———————— 53

小丛红景天 ———————— 53

瓦松 ———————— 54

钝叶瓦松 ———————— 55

费菜 ———————— 56

**虎耳草科** ———————— 57

细叉梅花草 ———————— 57

**蔷薇科** ———————— 58

龙芽草 ———————— 58

地蔷薇 ———————— 59

辽宁山楂 ———————— 60

路边青 ———————— 61

蕨麻 ———————— 62

长叶二裂委陵菜 ———————— 63

金露梅 ———————— 64

白毛银露梅 ———————— 65

长梗扁桃 ———————— 66

山杏 ———————— 67

单瓣黄刺玫 ———————— 68

华北复盆子 ———————— 69

石生悬钩子 ———————— 70

地榆 ———————— 71

土庄绣线菊 ———————— 72

**豆科** ———————— 73

斜茎黄芪 ———————— 73

蒙古黄芪 ———————— 74

糙叶黄芪 ———————— 75

小叶锦鸡儿 ———————— 76

甘草 ———————— 77

多序岩黄芪 ———————— 78

草木犀 ———————— 79

多叶棘豆 ———————— 80

披针叶野决明 ———————— 81

山野豌豆 ———————— 82

歪头菜 ———————— 83

**牻牛儿苗科** ———————— 84

牻牛儿苗 ———————— 84

鼠掌老鹳草 ———————— 85

**蒺藜科** ———————— 86

蒺藜 ———————— 86

**亚麻科** ———————— 87

亚麻 ———————— 87

**大戟科** ———————— 88

乳浆大戟 ———————— 88

地锦 ———————— 89

**远志科** ———————— 90

远志 ———————— 90

**槭树科** ———————— 91

茶条槭 ———————— 91

**凤仙花科** ———————— 92

水金凤 ———————— 92

**锦葵科** ———————— 93

野葵 ———————— 93

**瑞香科** ———————— 94

狼毒 ———————— 94

**胡颓子科** ———————— 95

沙棘 ———————— 95

**堇菜科** ———————— 96

鸡腿堇菜 ———————— 96

双花堇菜 ———————— 97

早开堇菜 ———— 98
斑叶堇菜 ———— 99
柽柳科 ———— 100
宽苞水柏枝 ———— 100
柽柳 ———— 101
柳叶菜科 ———— 102
高山露珠草 ———— 102
柳兰 ———— 103
伞形科 ———— 104
红柴胡 ———— 104
兴安柴胡 ———— 105
峨参 ———— 106
短毛独活 ———— 107
防风 ———— 108
白花丹科 ———— 109
二色补血草 ———— 109
龙胆科 ———— 110
达乌里秦艽 ———— 110
秦艽 ———— 111
鳞叶龙胆 ———— 112
扁蕾 ———— 113
花锚 ———— 114
萝藦科 ———— 115
鹅绒藤 ———— 115
地梢瓜 ———— 116
茜草科 ———— 117
北方拉拉藤 ———— 117
中亚车轴草 ———— 118
蓬子菜 ———— 119
茜草 ———— 120
花葱科 ———— 121
中华花葱 ———— 121
旋花科 ———— 122
田旋花 ———— 122
菟丝子 ———— 123

紫草科 ———— 124
大果琉璃草 ———— 124
石生齿缘草 ———— 125
细叶砂引草 ———— 126
紫筒草 ———— 127
马鞭草科 ———— 128
蒙古莸 ———— 128
唇形科 ———— 129
水棘针 ———— 129
白花枝子花 ———— 130
香青兰 ———— 131
夏至草 ———— 132
细叶益母草 ———— 133
薄荷 ———— 134
尖齿糙苏 ———— 135
糙苏 ———— 136
多裂叶荆芥 ———— 137
黄芩 ———— 138
并头黄芩 ———— 139
百里香 ———— 140
茄科 ———— 141
天仙子 ———— 141
宁夏枸杞 ———— 142
玄参科 ———— 143
达乌里芯芭 ———— 143
小米草 ———— 144
柳穿鱼 ———— 145
疗齿草 ———— 146
返顾马先蒿 ———— 147
红纹马先蒿 ———— 148
地黄 ———— 149
长果水苦荬 ———— 150
大婆婆纳 ———— 151
细叶婆婆纳 ———— 152
紫葳科 ———— 153

角蒿 ----------- 153
列当科 ----------- 154
　　黄花列当 ----------- 154
车前科 ----------- 155
　　车前 ----------- 155
　　平车前 ----------- 156
败酱科 ----------- 157
　　墓头回 ----------- 157
川续断科 ----------- 158
　　华北蓝盆花 ----------- 158
桔梗科 ----------- 159
　　狭叶沙参 ----------- 159
　　长柱沙参 ----------- 160
　　聚花风铃草 ----------- 161
菊科 ----------- 162
　　亚洲蓍 ----------- 162
　　牛蒡 ----------- 163
　　朝鲜艾 ----------- 164
　　冷蒿 ----------- 165
　　大籽蒿 ----------- 166
　　紫菀 ----------- 167
　　北苍术 ----------- 168
　　小花鬼针草 ----------- 169
　　山尖子 ----------- 170
　　节毛飞廉 ----------- 171
　　大刺儿菜 ----------- 172
　　还阳参 ----------- 173
　　小红菊 ----------- 174
　　砂蓝刺头 ----------- 175
　　蓝刺头 ----------- 176
　　线叶菊 ----------- 177
　　阿尔泰狗娃花 ----------- 178
　　山柳菊 ----------- 179
　　欧亚旋覆花 ----------- 180

中华小苦荬 ----------- 181
大丁草 ----------- 182
火绒草 ----------- 183
蹄叶橐吾 ----------- 184
蝟菊 ----------- 185
毛连菜 ----------- 186
漏芦 ----------- 187
草地风毛菊 ----------- 188
鸦葱 ----------- 189
麻花头 ----------- 190
苣荬菜 ----------- 191
苦苣菜 ----------- 192
蒲公英 ----------- 193
苍耳 ----------- 194
细叶黄鹌菜 ----------- 195
百合科 ----------- 196
　　黄花葱 ----------- 196
　　山韭 ----------- 197
　　细叶韭 ----------- 198
　　知母 ----------- 199
　　山丹 ----------- 200
　　舞鹤草 ----------- 201
　　玉竹 ----------- 202
　　黄精 ----------- 203
薯蓣科 ----------- 204
　　穿龙薯蓣 ----------- 204
鸢尾科 ----------- 205
　　野鸢尾 ----------- 205
　　马蔺 ----------- 206
禾本科 ----------- 207
　　狗尾草 ----------- 207

汉语拼音索引 ----------- 208
拉丁学名索引 ----------- 210

# 武川常见药用植物

（中国蕨科—禾本科）

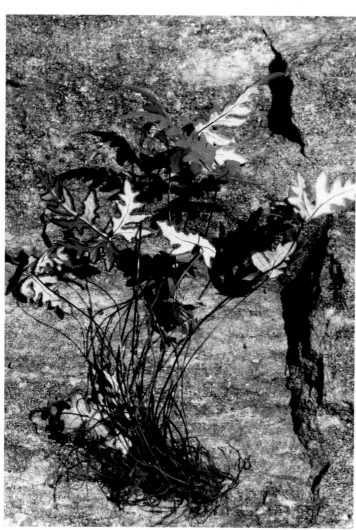
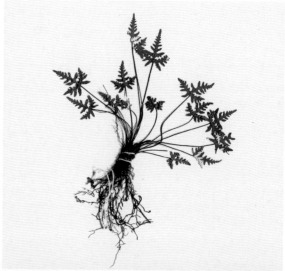
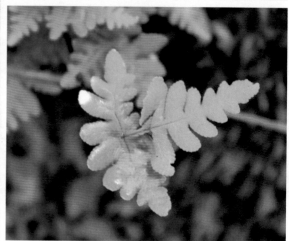

中国蕨科 Sinopteridaceae　粉背蕨属 *Aleuritopteris*

# 银粉背蕨 *Aleuritopteris argentea* (Gmél.) Fée

| | |
|---|---|
| **别　　名** | 通经草、金丝草、铜丝草。 |
| **蒙 文 名** | 吉斯－额布斯。 |
| **药用部位** | 中药：全草（银粉背蕨）。 |
| | 蒙药：全草（吉斯－额布斯）。 |
| **生长环境** | 生于灰岩石缝或墙缝中。 |
| **中医功效** | 活血调经，补虚止咳。用于月经不调，经闭腹痛，赤白带下，肺痨，咳嗽，咯血。 |
| **蒙医功效** | 愈伤，明目，止咳，止血。用于骨折损伤，金伤，视力减退，目赤，肺痨，咳嗽，出血。 |

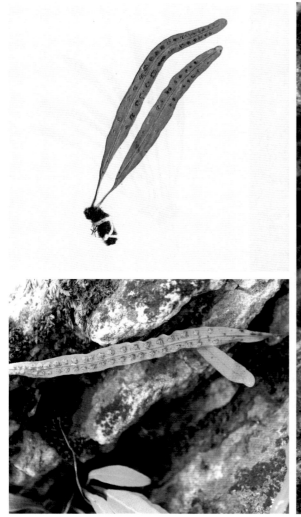

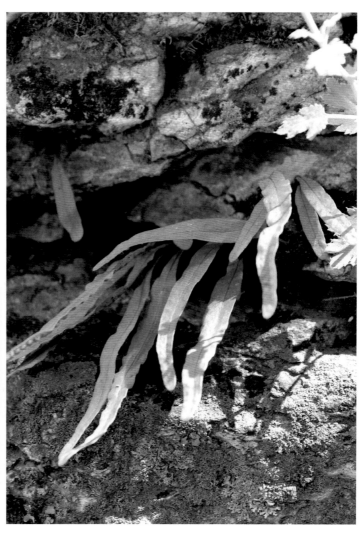

水龙骨科 Polypodiaceae　瓦韦属 *Lepisorus*

# 小五台瓦韦 *Lepisorus hsiawutaiensis* Ching et S. K. Wu

**蒙文名**　吉吉格 – 瓦四日音 – 奥衣麻。

**药用部位**　中药：全草（小五台瓦韦）。

**生长环境**　附生于林下岩石上或山坡阴湿岩石缝中。

**中医功效**　利水通淋，凉血止血，解毒消肿。用于水肿，淋病，咳嗽，吐血，瘰疬，赤白痢疾，痈肿疔疮，外伤肿痛。

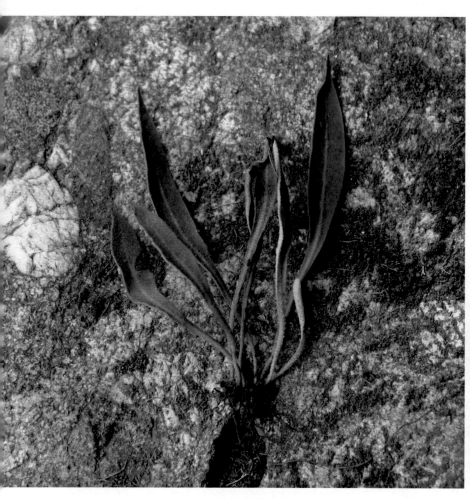
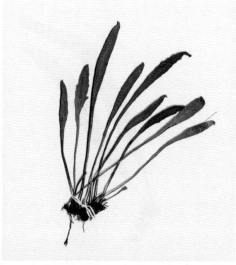
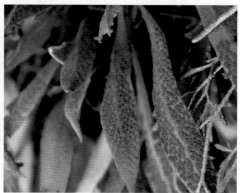

水龙骨科 Polypodiaceae　石韦属 *Pyrrosia*

# 华北石韦 *Pyrrosia davidii* (Baker) Ching

| | |
|---|---|
| **别　　名** | 北京石韦。 |
| **蒙 文 名** | 哈丹－呼吉。 |
| **药用部位** | 中药：叶（石韦）。 |
| | 蒙药：叶（哈丹－呼吉）。 |
| **生长环境** | 附生于阴湿岩石上。 |
| **中医功效** | 利水通淋，清肺止咳，止血。用于热淋，石淋，血淋，小便不通，急、慢性肾炎，肾盂肾炎，肺热咳嗽，吐血，衄血，崩漏。 |
| **蒙医功效** | 燥脓，愈伤，清热，解毒。用于脉伤，伤热，骨折，脓肿，烫伤及各种毒症。 |

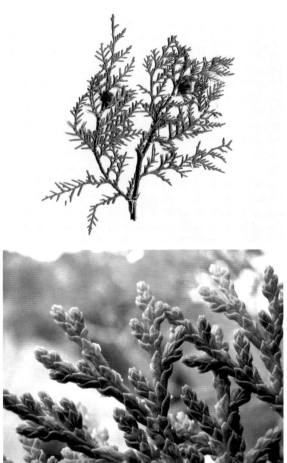

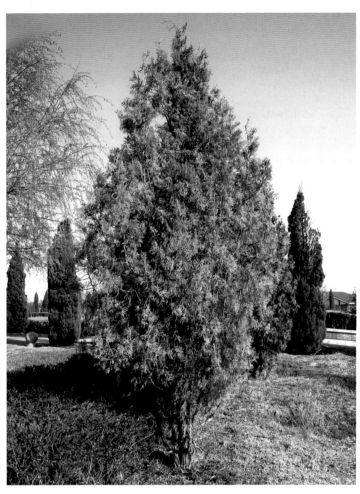

柏科 Cupressaceae　侧柏属 *Platycladus*

# 侧柏 *Platycladus orientalis* (L.) Franco

| | |
|---|---|
| **别　　名** | 黄柏、香柏、扁柏。 |
| **蒙 文 名** | 哈布他盖 – 阿日查。 |
| **药用部位** | 中药：枝叶（侧柏叶）、种子（柏子仁）。 |
| | 蒙药：枝叶（哈布他盖 – 阿日查）。 |
| **生长环境** | 生于海拔 1700m 以下向阳、干燥、瘠薄的山坡，或岩石裸露石崖缝中或黄土覆盖的石质山坡，常与油松成混交林或散生林。 |
| **中医功效** | 侧柏叶：凉血止血，生发乌发，清肺止咳。用于吐血，衄血，咯血，尿血，便血，崩漏下血，血热脱发，须发早白，咳喘。 |
| | 柏子仁：养心安神，润肠通便。用于虚烦不眠，心悸怔忡，阴虚盗汗，肠燥便秘。 |
| **蒙医功效** | 清热，利尿，愈伤，消肿，止血。用于肾脏损伤，膀胱热，尿血，淋病，尿闭，浮肿，"发症"，游痛症，痛风，"协日乌素"病，创伤。 |

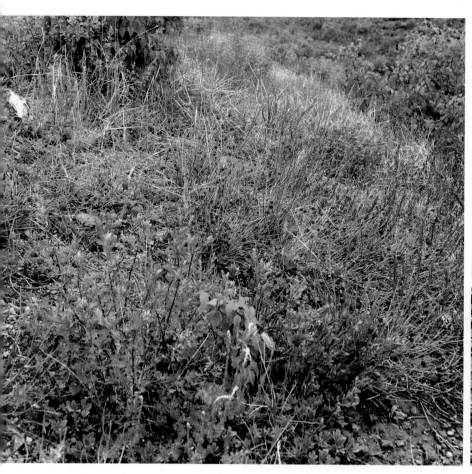
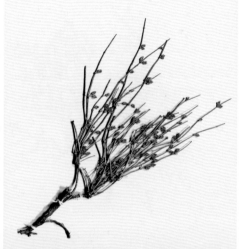
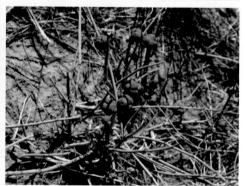

麻黄科 Ephedraceae　麻黄属 *Ephedra*

# 草麻黄 *Ephedra sinica* Stapf

| | | |
|---|---|---|
| **别　　名** | 麻黄草、华麻黄。 | |
| **蒙文名** | 哲日根。 | |
| **药用部位** | 中药：草质茎（麻黄）、根（麻黄根）。 | |
| | 蒙药：草质茎（哲日根）。 | |
| **生长环境** | 适应性强，生于山坡、平原、干燥荒地、河床或草原等处，常组成大面积的单纯群落。 | |
| **中医功效** | 麻黄：发汗解表，宣肺平喘，利水消肿。用于风寒感冒，发热恶寒，无汗，头痛身疼，胸闷喘咳，支气管哮喘，风水浮肿，小便不利。 | |
| | 麻黄根：止汗。用于自汗，盗汗。 | |
| **蒙医功效** | 清肝，止血，破痞，消肿，愈伤，发汗。用于肝损伤，肝脾热，鼻衄，子宫出血，咯血，吐血，便血，创伤出血，伤热，劳热，搏热，"协日"热，痞症，新久热。 | |

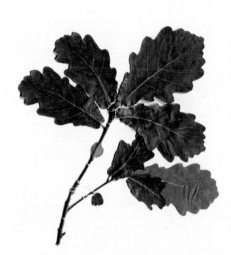

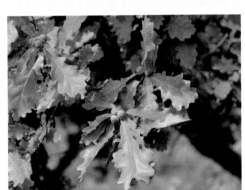

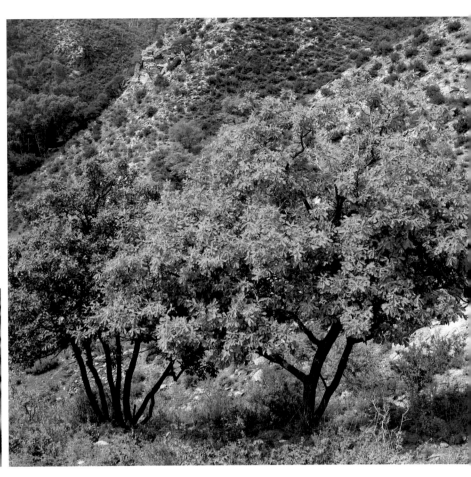

壳斗科 Fagaceae　栎属 *Quercus*

# 辽东栎 *Quercus wutaishanica* Mayr

**别　　名**　橡子树、辽东柞、柴树。

**蒙 文 名**　沙嘎日格 – 查日苏。

**药用部位**　中药：树皮（柞树皮）、叶（柞树叶）。

　　　　　　蒙药：果实（沙嘎日格 – 查日苏）。

**生长环境**　生于干燥山坡，抗寒、抗旱，常与油松、白柳等树种混生，稀为纯林，为华北落叶阔叶林的建群植物之一。

**中医功效**　清热，解毒，利湿，化痰。用于肠炎腹泻痢疾，小儿消化不良，黄疸，急、慢性支气管炎，痈疽肿毒，痔疮。

**蒙医功效**　止泻，燥"协日乌素"，止血。用于血痢，肠刺痛，腹痛，绞肠痧，痔疮出血。

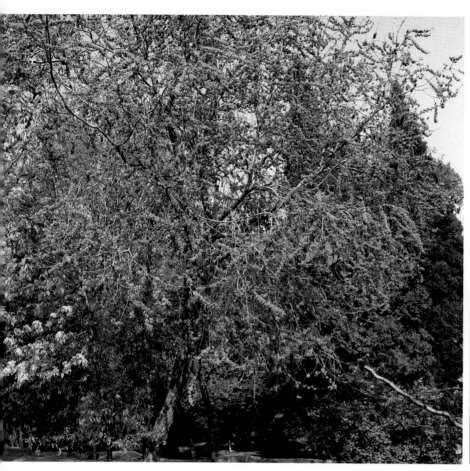
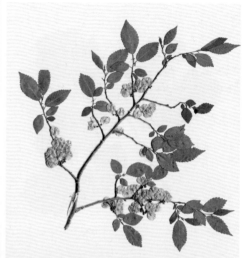
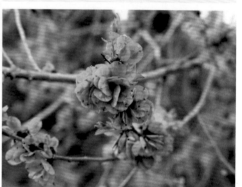

榆科 Ulmaceae 榆属 *Ulmus*

# 榆树 *Ulmus pumila* L.

| | |
|---|---|
| **别 名** | 家榆、榆、钱榆。 |
| **蒙文名** | 海拉苏。 |
| **药用部位** | 中药：根皮和树皮（榆白皮）、叶（榆叶）、果实（榆钱）。 |
| | 蒙药：树皮（海拉苏）。 |
| **生长环境** | 生于山坡、山麓、沟谷砾石地。 |
| **中医功效** | 榆白皮：利水，安神，解毒，消肿。用于小便不利，水肿，痈疽，丹毒，疥癣，外伤出血，烫烧伤。 |
| | 榆叶：利尿，止咳，祛痰，润肠。用于淋浊，体虚浮肿，失眠，喘咳，咳痰不利。 |
| | 榆钱：安神健脾。用于神经衰弱，失眠，食欲不振。 |
| **蒙医功效** | 清热，治伤。用于金伤，伤热，痈肿。 |

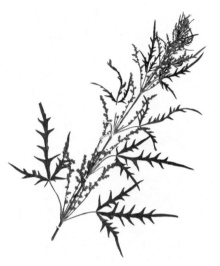

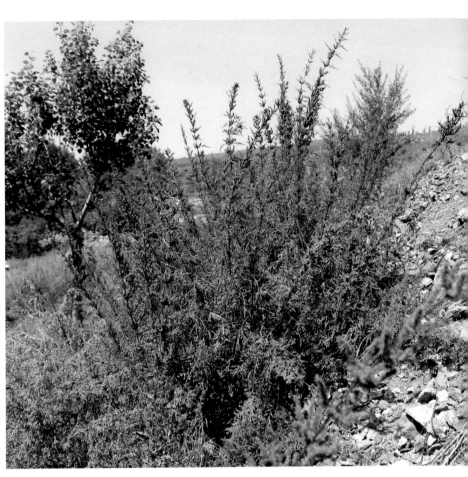

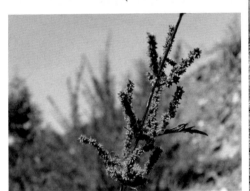

荨麻科 Urticaceae　荨麻属 *Urtica*

# 麻叶荨麻 *Urtica cannabina* L.

| | |
|---|---|
| **别　　名** | 蝎子草、火麻草。 |
| **蒙文名** | 哈拉盖。 |
| **药用部位** | 中药：全草（麻叶荨麻）。 |
| | 蒙药：全草（哈拉盖）。 |
| **生长环境** | 生于丘陵性草原或坡地、沙丘坡、河漫滩、河谷、溪旁等处。 |
| **中医功效** | 有小毒。祛风湿，解痉，活血，解虫、蛇毒。用于高血压病，风湿关节痛，蛇虫咬伤，荨麻疹，小儿惊风，产后抽风，糖尿病。 |
| **蒙医功效** | 有小毒。镇"赫依"，温胃，破痞，解毒。用于"赫依巴达干"病，消化不良，胃痛，胃寒，痞症，蛇虫咬伤。 |

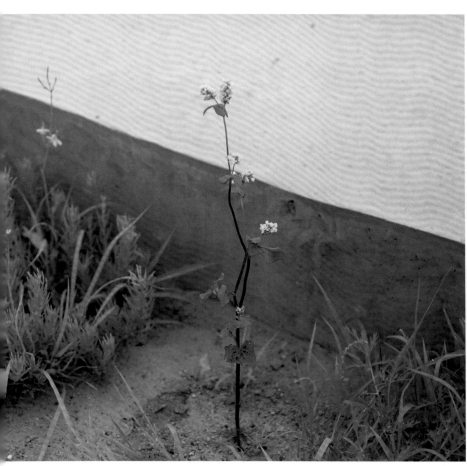
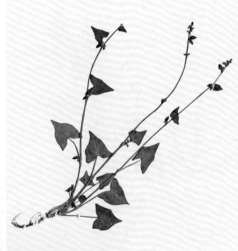
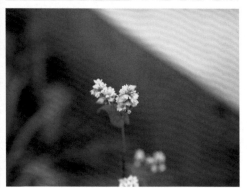

蓼科 Polygonaceae   荞麦属 *Fagopyrum*

# 苦荞麦 *Fagopyrum tataricum* (L.) Gaertn.

| | |
|---|---|
| **别　　名** | 苦荞头、荞叶七。 |
| **蒙文名** | 虎日 – 萨嘎得。 |
| **药用部位** | 中药：全草或根及根茎（野荞麦）。 |
| **生长环境** | 生于田边、路旁、山坡、河谷。 |
| **中医功效** | 除湿止痛，解毒消肿，健胃。用于腰腿疼痛，痢疾，跌仆损伤，痈疖肿毒，胃痛，消化不良。 |

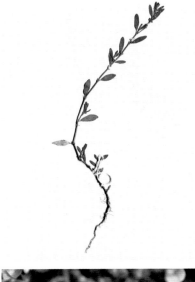

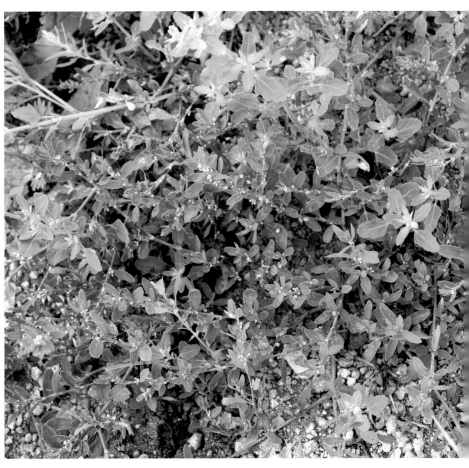

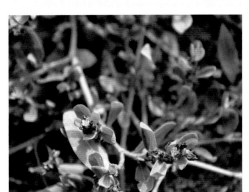

蓼科 Polygonaceae　蓼属 *Polygonum*

# 萹蓄 *Polygonum aviculare* L.

| | |
|---|---|
| **别　　名** | 扁竹、猪牙草、乌蓼。 |
| **蒙 文 名** | 布敦纳音－苏勒。 |
| **药用部位** | 中药：全草（萹蓄）。 |
| | 蒙药：全草（布敦纳音－苏勒）。 |
| **生长环境** | 生于田边、路旁、沟边湿地。 |
| **中医功效** | 清热，利尿，通淋，杀虫，止痒。用于湿热淋病，小便涩痛，湿热痢疾，腹泻，蛔虫病，蛲虫病；外用于皮肤湿疹，阴痒带下。 |
| **蒙医功效** | 清湿热，利尿，杀虫。用于尿道炎，膀胱炎，尿血，黄疸性肝炎，痢疾，妇女阴痒。 |

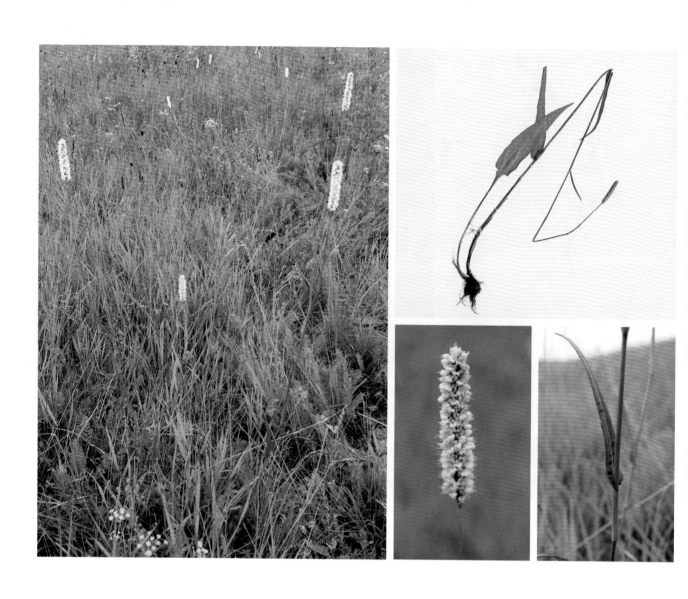

蓼科 Polygonaceae 蓼属 *Polygonum*

# 拳参
*Polygonum bistorta* L.

| | |
|---|---|
| **别　　名** | 拳蓼、倒根草、紫参。 |
| **蒙 文 名** | 莫和日。 |
| **药用部位** | 中药：根茎（拳参）。 |
| | 蒙药：根（莫和日）。 |
| **生长环境** | 生于山坡草地、山顶草甸。 |
| **中医功效** | 清热解毒，消肿，止血。用于赤痢，热泻，肠炎，肺热咳嗽，吐血，衄血，痔疮出血，子宫出血；外用于口腔炎，牙龈炎，痈疖肿毒，毒蛇咬伤。 |
| **蒙医功效** | 清肺，解毒，消肿，止泻。用于肺热咳嗽，感冒，瘟疫，肠刺痛，脉热，关节肿痛。 |

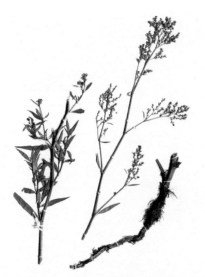

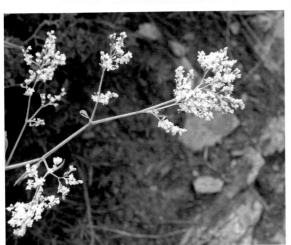

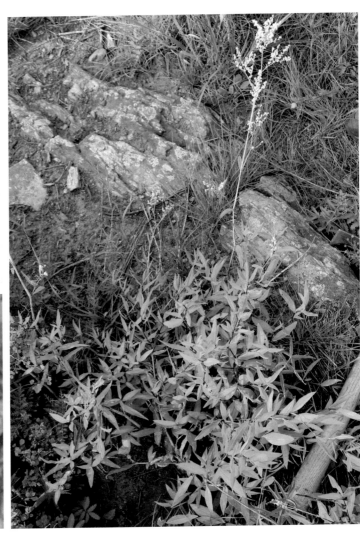

蓼科 Polygonaceae 蓼属 *Polygonum*

# 叉分蓼 *Polygonum divaricatum* L.

| | |
|---|---|
| **别　　名** | 酸浆、酸不溜、酸模。 |
| **蒙 文 名** | 希没乐得格。 |
| **药用部位** | 中药：全草或根（叉分蓼）。 |
| | 蒙药：全草（希没乐得格）。 |
| **生长环境** | 生于山坡草地、山谷灌丛。 |
| **中医功效** | 全草，清热，消积，散瘿，止泻。用于大小肠积热，瘿瘤，热泻腹痛。根，祛寒，温肾。用于寒疝，阴囊出汗。 |
| **蒙医功效** | 清热，止泻。用于肠热，腹泻，肠刺痛。 |

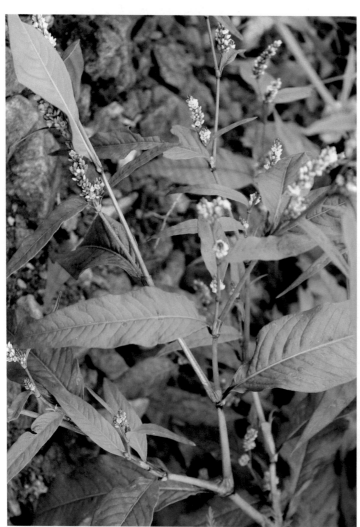
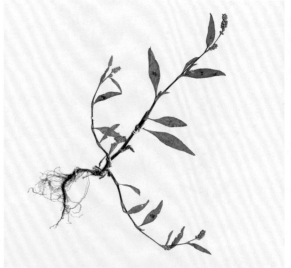
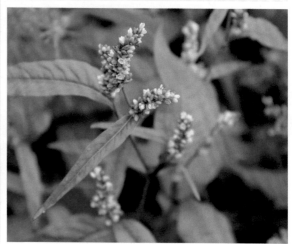

蓼科 Polygonaceae 蓼属 *Polygonum*

# 酸模叶蓼 *Polygonum lapathifolium* L.

| 别　　名 | 大马蓼、斑蓼、柳叶蓼。 |
|---|---|
| 蒙 文 名 | 乌和日－希没乐－得格。 |
| 药用部位 | 中药：全草或果实（节蓼）。 |
|  | 蒙药：全草（乌和日－希没乐－得格）。 |
| 生长环境 | 生于田边、路旁、水边、荒地或沟边湿地。 |
| 中医功效 | 全草，利湿解毒，散瘀消肿，止痒。用于肠炎，痢疾，湿疹，瘰疬，无名肿毒，毒蛇咬伤，外伤出血。果实，消瘀破积，健脾利湿。用于癥积痞块，瘿瘤肿痛，瘰疬，水肿，食积不消，火眼，疮肿。 |
| 蒙医功效 | 利尿，消肿，止痛，止呕，燥"协日乌素"。用于口渴，水肿，"协日乌素"病，关节痛，黄水疮，青腿病。 |

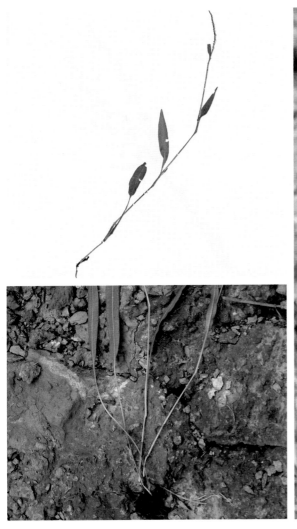
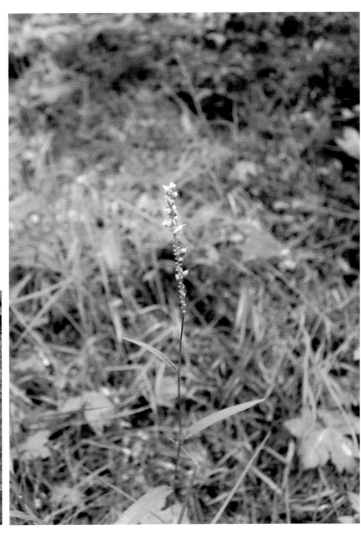

蓼科 Polygonaceae　蓼属 *Polygonum*

# 珠芽蓼 *Polygonum viviparum* L.

| | |
|---|---|
| **别　　名** | 猴娃七、山高粱、蝎子七。 |
| **蒙 文 名** | 好日根 – 莫和日。 |
| **药用部位** | 中药：根茎（珠芽蓼）。 |
| | 蒙药：根茎（好日根 – 莫和日）。 |
| **生长环境** | 生于山坡林下、高山或亚高山草甸。 |
| **中医功效** | 清热解毒，散瘀止血。用于咽喉肿痛，肠炎，痢疾，崩漏，白带，吐血，衄血，便血；外用于痈疖肿毒，跌仆损伤，外伤出血。 |
| **蒙医功效** | 止泻，止痛。用于寒性腹泻，消化不良，胃痛。 |

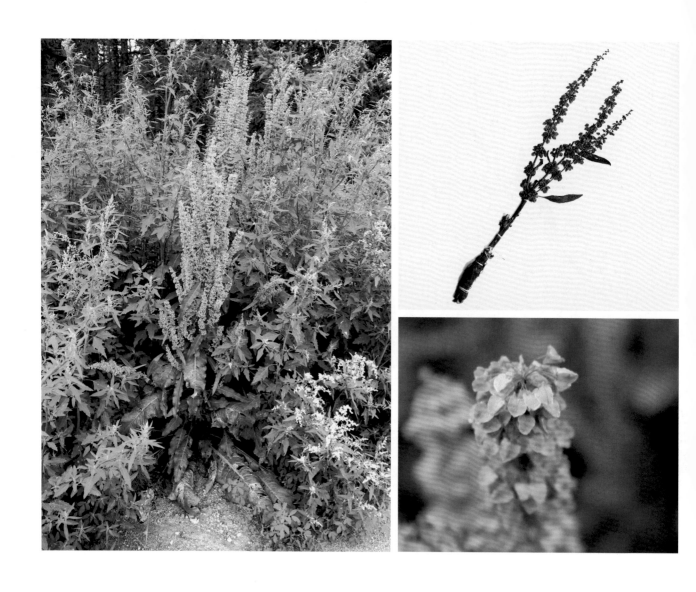

蓼科 Polygonaceae　酸模属 *Rumex*

# 巴天酸模 *Rumex patientia* L.

| | |
|---|---|
| **别　　名** | 洋铁叶、洋铁酸模、牛舌头棵。 |
| **蒙 文 名** | 胡日干－其赫。 |
| **药用部位** | 中药：全草或根及根茎（羊蹄）。 |
| | 蒙药：根及根茎（胡日干－其赫）。 |
| **生长环境** | 生于低谷、路旁、草地或沟边。 |
| **中医功效** | 有小毒。清热解毒，止血，消肿，通便，杀虫。用于各种出血性疾患，血小板减少性紫癜，慢性胃炎，慢性肝炎，胆囊炎，痢疾，肛门周围炎，便秘。 |
| **蒙医功效** | 杀"粘"，泻下，消肿，愈伤。用于"粘"疫，瘀症，"发症"，丹毒，乳腺炎，腮腺炎，骨折，金疮，结喉，痈肿，烫伤。 |

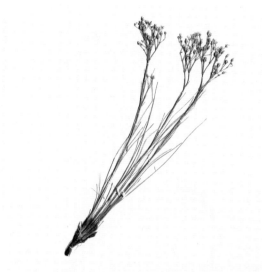

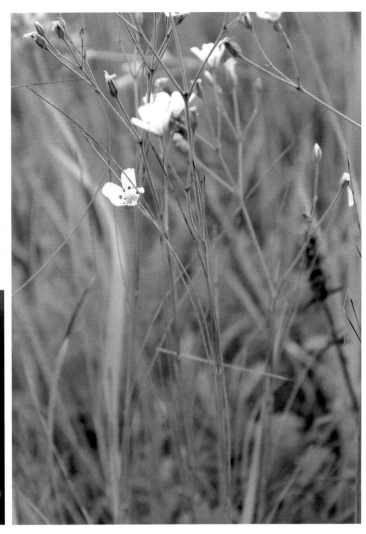

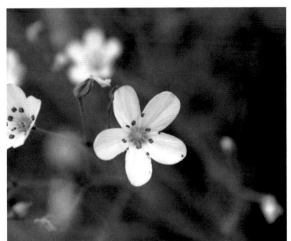

石竹科 Caryophyllaceae　无心菜属 *Arenaria*

# 老牛筋 *Arenaria juncea* M. Bieb.

| 别　　名 | 毛轴蚤缀、山银柴胡、灯心草蚤缀。 |
|---|---|
| 蒙 文 名 | 其奴瓦音－赫拉嘎纳。 |
| 药用部位 | 中药：根（山银柴胡）。 |
| | 蒙药：根（其奴瓦音－赫拉嘎纳）。 |
| 生长环境 | 生于草原、荒漠化草原、山地疏林边缘、山坡草地、石隙间。 |
| 中医功效 | 清热凉血。用于虚劳肌热，骨蒸盗汗，疳积发热。 |
| 蒙医功效 | 清肺止咳，破痞。用于肺热咳嗽，痈肿。 |

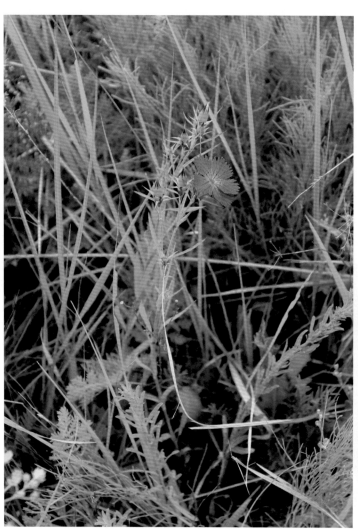
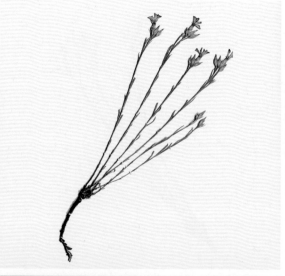
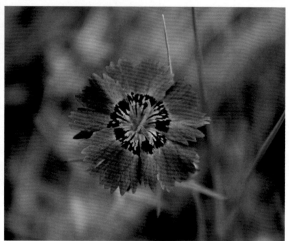

石竹科 Caryophyllaceae　石竹属 *Dianthus*

# 兴安石竹 *Dianthus chinensis* L. var. *versicolor* (Fisch. ex Link) Y. C. Ma

**别　　名**　北石竹、钻叶石竹、蒙古石竹。

**蒙 文 名**　兴安－其其格。

**药用部位**　中药：地上部分（瞿麦）。

　　　　　　蒙药：地上部分（高要－巴西嘎）。

**生长环境**　生于草原和山坡草地。

**中医功效**　利尿通淋，破血通经。用于小便不通，热淋，血淋，石淋，水肿，经闭，痈肿疮毒，目赤障翳。

**蒙医功效**　凉血，止痛，解毒。用于血热，血刺痛，肝热，"宝日"热寒兼杂期，疹症，产后发热。

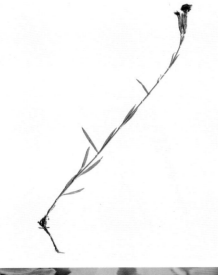

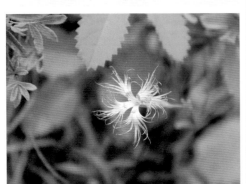

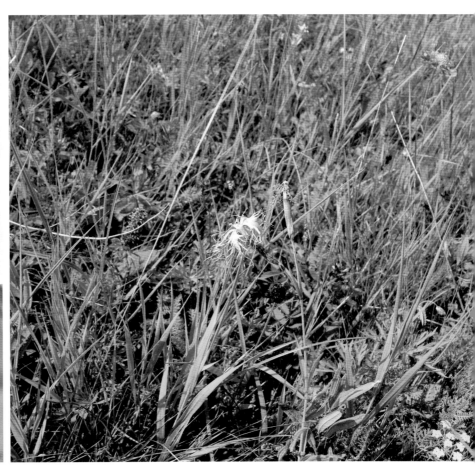

石竹科 Caryophyllaceae　石竹属 *Dianthus*

# 瞿麦 *Dianthus superbus* L.

| | |
|---|---|
| **别　　名** | 野麦、石竹子花、十样景花。 |
| **蒙 文 名** | 高要－巴希卡。 |
| **药用部位** | 中药：地上部分（瞿麦）。 |
| | 蒙药：地上部分（高要－巴西嘎）。 |
| **生长环境** | 生于丘陵山地疏林下、林缘、草甸、沟谷溪边。 |
| **中医功效** | 利尿通淋，破血通经。用于小便不通，热淋，血淋，石淋，水肿，经闭，痈肿疮毒，目赤障翳。 |
| **蒙医功效** | 凉血，止痛，解毒。用于血热，血热刺痛，肝热，"宝日"热寒兼杂期，疹症，产后发热。 |

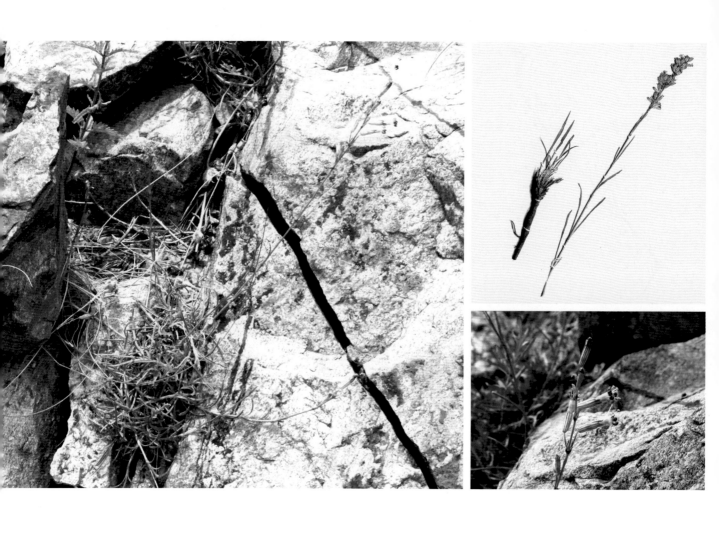

石竹科 Caryophyllaceae　蝇子草属 *Silene*

# 山蚂蚱草 *Silene jenisseensis* Willd.

| | |
|---|---|
| **别　　名** | 旱麦瓶草、叶尼塞蝇子草、山银柴胡。 |
| **蒙 文 名** | 希日 – 苏古恩乃 – 其黑。 |
| **药用部位** | 中药：根（旱麦瓶草）。 |
| | 蒙药：根（希日 – 苏古恩乃 – 其黑）。 |
| **生长环境** | 生于山坡、林下或杂草丛中。 |
| **中医功效** | 清热利湿，解毒消肿。用于痢疾，肠炎；外用于蝮蛇咬伤，扭挫伤，关节肌肉酸痛。 |
| **蒙医功效** | 开窍，清肺。用于肺热，耳聋，鼻塞症，鼻干，鼻息肉。 |

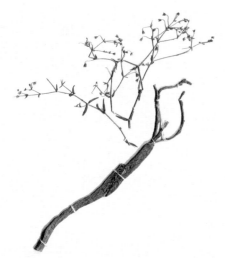

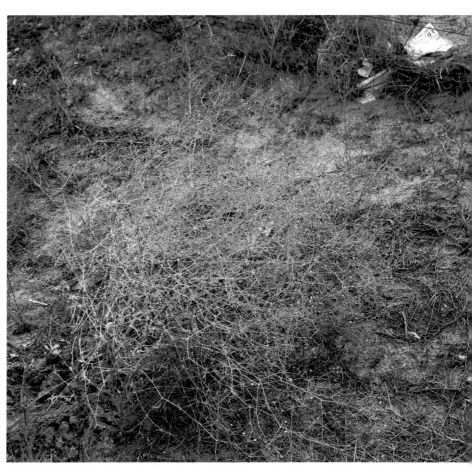

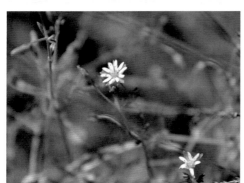

石竹科 Caryophyllaceae　繁缕属 *Stellaria*

# 银柴胡 *Stellaria dichotoma* L. var. *lanceolata* Bge.

| 别　　名 | 银胡、山菜根、狭叶歧繁缕。 |
| --- | --- |
| 蒙 文 名 | 特门－章给拉嘎。 |
| 药用部位 | 中药：根（银柴胡）。 |
| | 蒙药：根（特门－章给拉嘎）。 |
| 生长环境 | 生于石质山坡或石质草原。 |
| 中医功效 | 退虚热，清疳热。用于阴虚潮热，骨蒸劳热，久疟，小儿疳热。 |
| 蒙医功效 | 清肺，止咳，愈伤，止血。用于肺热咳嗽，慢性气管炎，肺脓肿。 |

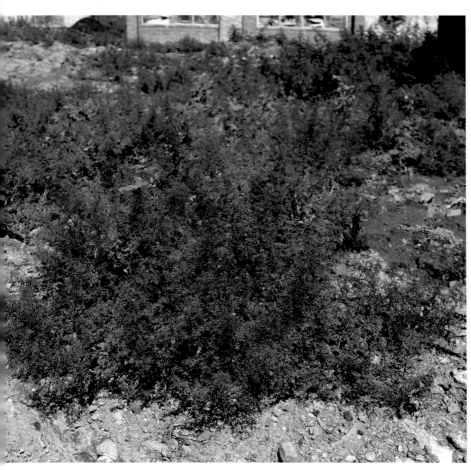
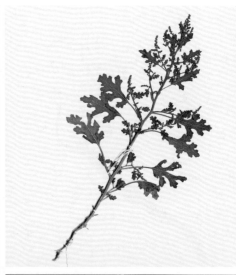
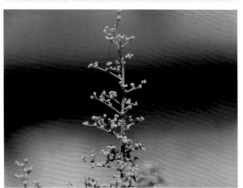

藜科 Chenopodiaceae　藜属 *Chenopodium*

# 菊叶香藜 *Chenopodium foetidum* Schrad.

| | |
|---|---|
| **别　　名** | 菊叶刺藜、努玛日。 |
| **蒙 文 名** | 乌努日特－诺衣乐。 |
| **药用部位** | 中药：全草（菊叶香藜）。 |
| | 蒙药：全草（乌努日特－诺衣乐）。 |
| **生长环境** | 生于农田、渠边或路旁。 |
| **中医功效** | 平喘解痉，止痛。用于哮喘，支气管炎，偏头痛。 |
| **蒙医功效** | 解表，治伤，解毒，止痒。用于感冒，头痛，麻疹不透，金伤，皮肤瘙痒。 |

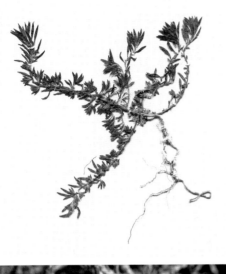

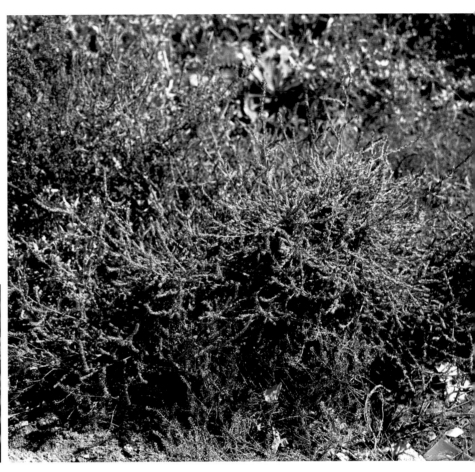

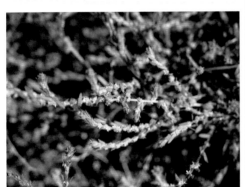

藜科 Chenopodiaceae　地肤属 *Kochia*

# 碱地肤 *Kochia scoparia* (L.) Schrad. var. *sieversiana* (Pall.) Ulbr. ex Aschers. et Graebn.

| | |
|---|---|
| **别　　名** | 扫帚菜。 |
| **蒙 文 名** | 舒古日－乌布斯。 |
| **药用部位** | 中药：果实（地肤子）、茎叶（地肤苗）。 |
| **生长环境** | 生于山沟湿地、河滩、路边、海滨等处。 |
| **中医功效** | 地肤子：清湿热，利小便，祛风止痒。用于水肿，肾炎，淋病，小便不利，阴痒带下，湿疹，丹毒，疥癣，荨麻疹，皮肤瘙痒。 |
| | 地肤苗：清热解毒，利尿通淋。用于赤白痢，泄泻，热淋，目赤，雀盲。 |

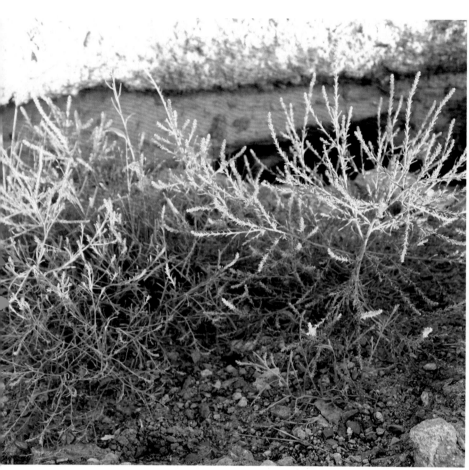
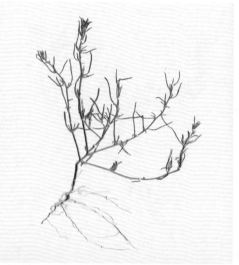
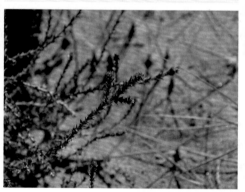

藜科 Chenopodiaceae　猪毛菜属 *Salsola*

# 猪毛菜 *Salsola collina* Pall.

| | |
|---|---|
| **别　　名** | 扎蓬棵、刺蓬、三叉明棵。 |
| **蒙文名** | 哈木呼乐。 |
| **药用部位** | 中药：全草（猪毛菜）。 |
| **生长环境** | 生于村边、路边或荒芜场所。 |
| **中医功效** | 清热凉血，降血压。用于高血压病，头痛。 |

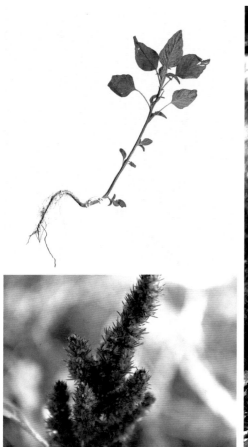

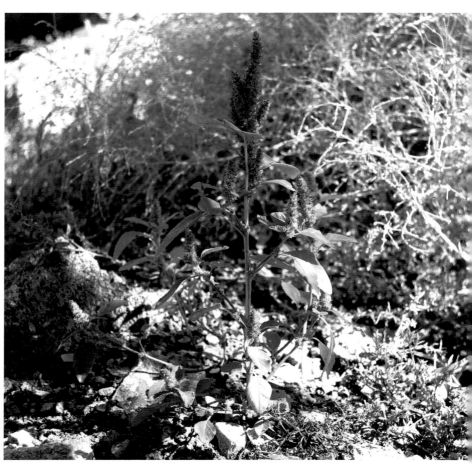

苋科 Amaranthaceae　苋属 *Amaranthus*

# 反枝苋 *Amaranthus retroflexus* L.

| | |
|---|---|
| **别　　名** | 野苋菜、苋菜、西风谷。 |
| **蒙 文 名** | 阿日白－诺高。 |
| **药用部位** | 中药：全草（反枝苋）。 |
| **生长环境** | 生于田园内、农地旁、人家附近的草地上，有时生在瓦房上。 |
| **中医功效** | 清热解毒，利尿，止痛，止痢。用于咽喉肿痛，目赤，高血压病，水肿，小便涩痛，痢疾。 |

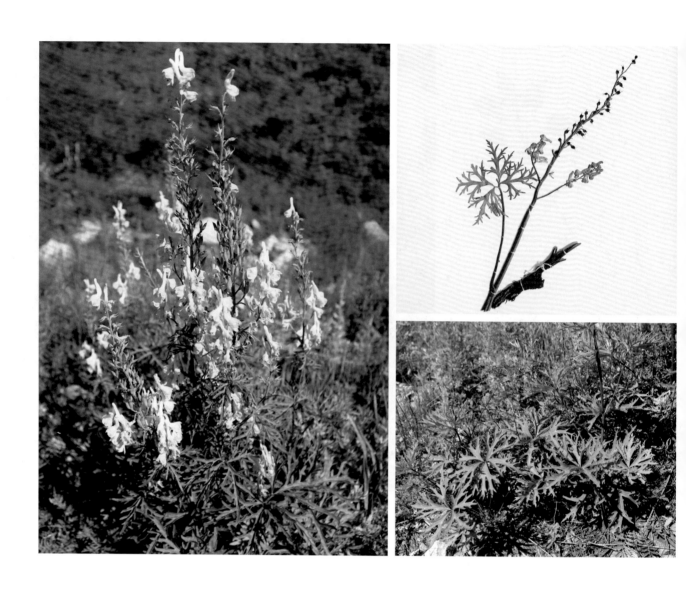

毛茛科 Ranunculaceae 乌头属 *Aconitum*

# 西伯利亚乌头 *Aconitum barbatum* Pers. var. *hispidum* DC.

| | |
|---|---|
| **别　　名** | 马尾大芁、黑秦芁。 |
| **蒙 文 名** | 西伯日－好日苏。 |
| **药用部位** | 中药：根（细叶黄花乌头）。 |
| | 蒙药：根（西伯日－好日苏）。 |
| **生长环境** | 生于山地草坡或疏林中。 |
| **中医功效** | 有毒。祛风湿，镇痛，杀虫。用于风湿腰腿痛，关节肿痛，瘰疬，疥癣。 |
| **蒙医功效** | 有毒。杀"粘"，止痛，燥"协日乌素"。用于瘟疫，阵刺痛，"粘奇哈"，痧症，结喉，"发症"，中风，游痛症，痛风，牙痛，丹毒。 |

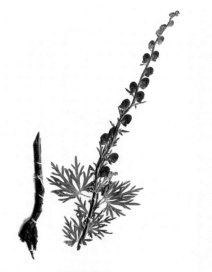

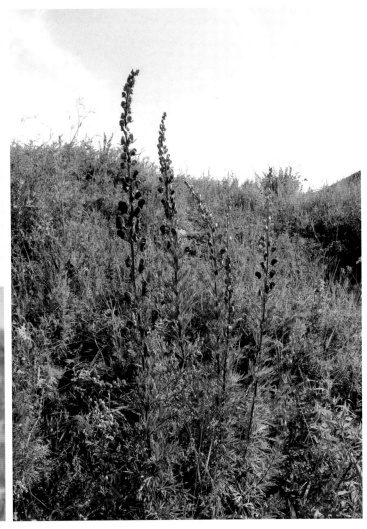

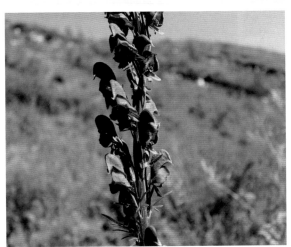

毛茛科 Ranunculaceae　乌头属 *Aconitum*

# 阴山乌头 *Aconitum flavum* Hand.-Mazz. var. *galeatum* W. T. Wang

| | |
|---|---|
| **别　　名** | 铁棒锤、小草乌、两头尖。 |
| **蒙 文 名** | 冒尼音－好日苏。 |
| **药用部位** | 中药：块根（草乌）。 |
| | 蒙药：嫩茎、叶、花、块根（泵嘎）。 |
| **生长环境** | 生于阔叶林下、林缘草甸、沟谷草甸。 |
| **中医功效** | 有大毒。祛风除湿，散寒止痛，开痰，消肿。用于风寒湿痹，关节疼痛，中风瘫痪，破伤风，脘腹冷痛，寒疝作痛，痰癖，冷痢，痈疽疔疮，瘰疬。 |
| **蒙医功效** | 有大毒。杀"粘"，止痛，燥"协日乌素"。用于瘟疫，阵刺痛，"粘奇哈"，痧症，结喉，"发症"，中风，游痛症，痛风，心"赫依"，牙痛，丹毒。 |

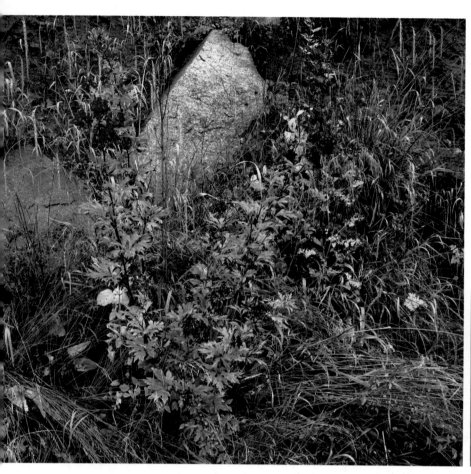
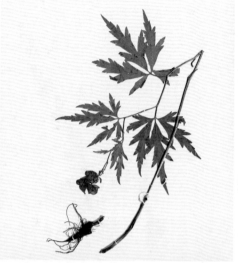
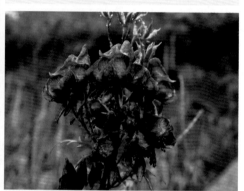

毛茛科 Ranunculaceae　乌头属 *Aconitum*

# 北乌头 *Aconitum kusnezoffii* Reichb.

| | |
|---|---|
| **别　　名** | 小叶芦、草乌、蓝靰鞡花。 |
| **蒙 文 名** | 哈日 – 好日苏。 |
| **药用部位** | 中药：块根（草乌）。 |
| | 蒙药：嫩茎、叶、花、块根（泵嘎）。 |
| **生长环境** | 生于山坡或草甸上。 |
| **中医功效** | 有大毒。祛风除湿，散寒止痛，开痰，消肿。用于风寒湿痹，关节疼痛，中风瘫痪，破伤风，脘腹冷痛，寒疝作痛，痰癖，冷痢，痈疽疔疮，瘰疬。 |
| **蒙医功效** | 有大毒。杀"粘"，止痛，燥"协日乌素"。用于瘟疫，阵刺痛，"粘奇哈"，痧症，结喉，"发症"，中风，游痛症，痛风，心"赫依"，牙痛，丹毒。 |

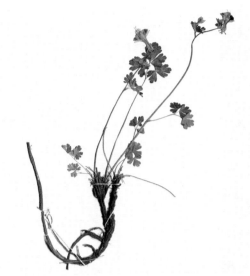
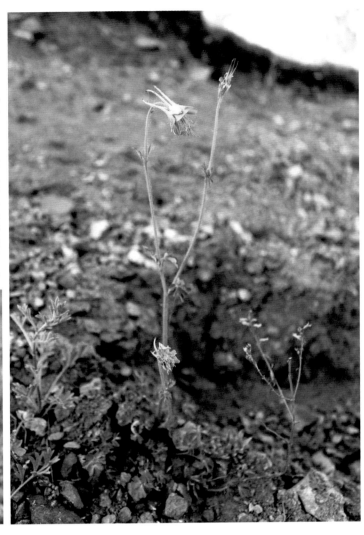
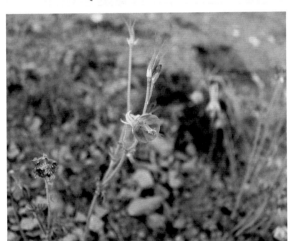

毛茛科 Ranunculaceae 耧斗菜属 *Aquilegia*

# 耧斗菜 *Aquilegia viridiflora* Pall.

| | | |
|---|---|---|
| **别　　名** | 猫爪花。 | |
| **蒙 文 名** | 乌日乐其 – 额布斯。 | |
| **药用部位** | 中药：全草（耧斗菜）。 | |
| | 蒙药：全草（乌日乐其 – 额布斯）。 | |
| **生长环境** | 生于山地路旁、河边或潮湿草地。 | |
| **中医功效** | 调经止血，清热解毒。用于月经不调，崩漏，痢疾，腹痛。 | |
| **蒙医功效** | 有毒。调经，增强宫缩，愈伤，燥"协日乌素"，止痛。用于胞衣不下，月经不调，金伤，骨折。 | |

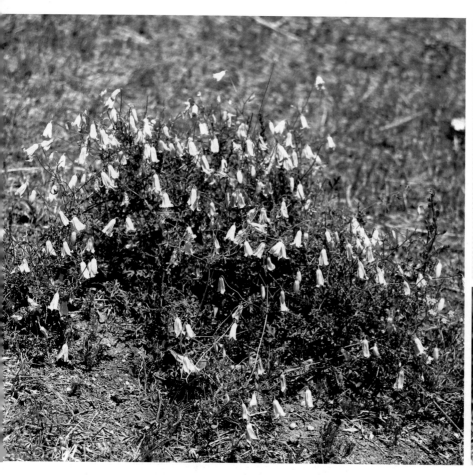
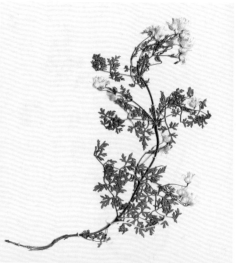
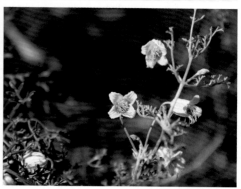

毛茛科 Ranunculaceae　铁线莲属 *Clematis*

# 芹叶铁线莲 *Clematis aethusifolia* Turcz.

| | |
|---|---|
| **别　　名** | 细叶铁线莲、断肠草。 |
| **蒙 文 名** | 特木日 – 敖日央古。 |
| **药用部位** | 中药：全草（芹叶铁线莲）。 |
| | 蒙药：枝叶（特木日 – 敖日央古）。 |
| **生长环境** | 生于山坡或水沟边。 |
| **中医功效** | 有毒。祛风除湿，活血止痛。用于风湿关节痛，筋骨拘挛，寒湿脚气，疮癣肿毒。 |
| **蒙医功效** | 有毒。破痞，助温，燥"协日乌素"，消肿，祛腐，止泻，排脓。用于寒痞，积食，"协日乌素"病，水肿，寒泻，疮疡，肠痈。 |

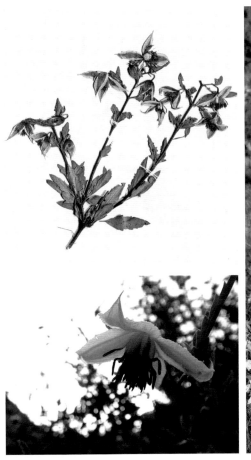

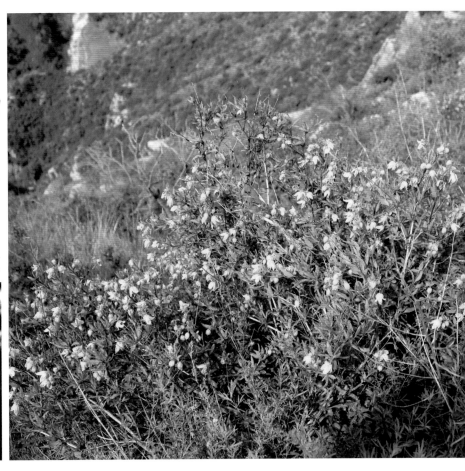

毛茛科 Ranunculaceae  铁线莲属 *Clematis*

# 灌木铁线莲 *Clematis fruticosa* Turcz.

| | |
|---|---|
| **蒙 文 名** | 额日乐吉。 |
| **药用部位** | 中药：根、茎（灌木铁线莲）。 |
| **生长环境** | 生于山坡灌丛中或路旁。 |
| **中医功效** | 行气活血，祛风湿，止痛。 |

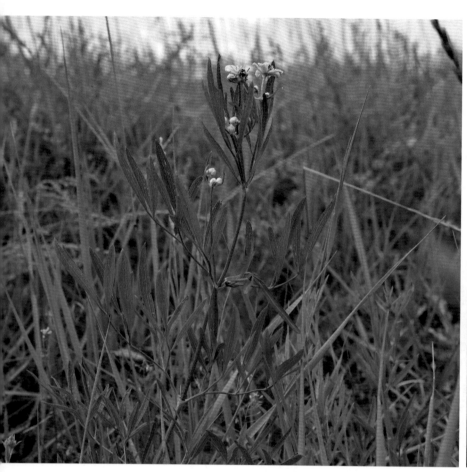

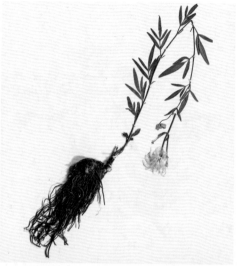

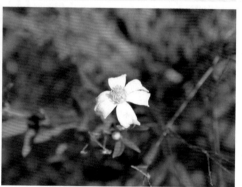

毛茛科 Ranunculaceae　铁线莲属 *Clematis*

# 棉团铁线莲 *Clematis hexapetala* Pall.

| 别　　名 | 山蓼、山棉花、棉花子花。 |
| --- | --- |
| 蒙文名 | 依日绘。 |
| 药用部位 | 中药：根及根茎（威灵仙）。 |
| | 蒙药：全草（依日绘）。 |
| 生长环境 | 生于固定沙丘、干山坡或山坡草地，尤以东北地区及内蒙古草原地区较为普遍。 |
| 中医功效 | 有毒。祛风除湿，活血止痛。用于风湿关节痛，筋骨拘挛，寒湿脚气，疮疖肿毒。 |
| 蒙医功效 | 有毒。破痞，助温，燥"协日乌素"，消肿，祛腐，止泻，排脓。用于寒痞，积食，"协日乌素"病，水肿，寒泻，疮疡，肠痈。 |

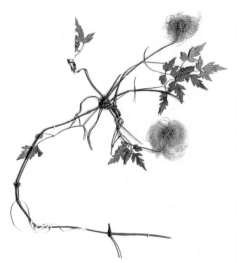

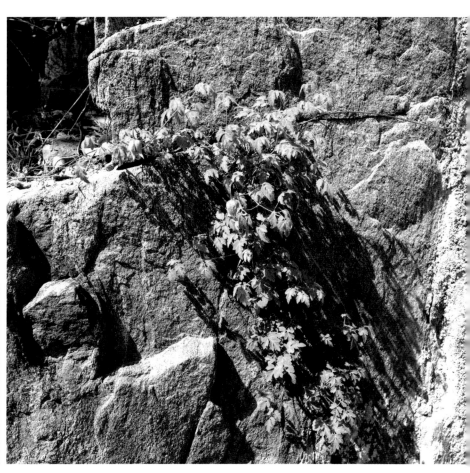

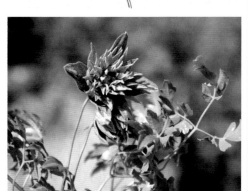

毛茛科 Ranunculaceae　铁线莲属 *Clematis*

# 长瓣铁线莲 *Clematis macropetala* Ledeb.

**别　　名**　　大瓣铁线莲。

**蒙 文 名**　　特木日 – 敖日央古。

**药用部位**　　中药：全草（芹叶铁线莲）。

　　　　　　　蒙药：枝叶（特木日 – 敖日央古）。

**生长环境**　　生于荒山坡、草坡岩石缝中或林下。

**中医功效**　　有毒。祛风除湿，活血止痛。用于风湿关节痛，筋骨拘挛，寒湿脚气，疮疖肿毒。

**蒙医功效**　　有毒。破痞，助温，燥"协日乌素"，消肿，祛腐，止泻，排脓。用于寒痞，积食，"协日乌素"病，水肿，寒泻，疮疡，肠痈。

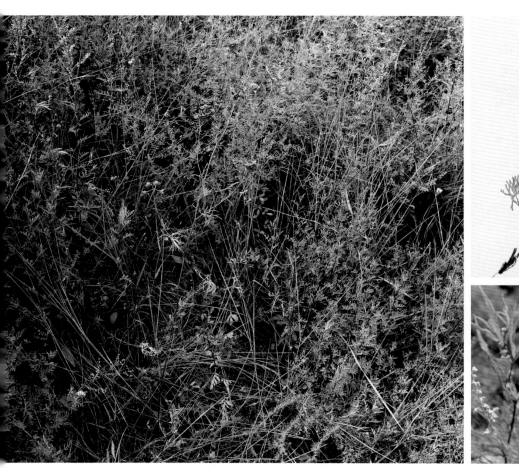
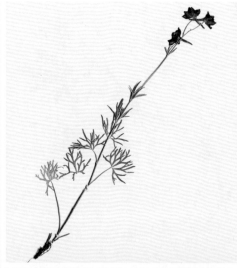
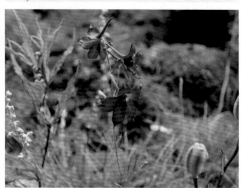

毛茛科 Ranunculaceae　翠雀属 *Delphinium*

# 翠雀 *Delphinium grandiflorum* L.

别　　名　　鸽子花、大花飞燕草、百部草。

蒙 文 名　　伯日－其其格。

药用部位　　中药：全草或根（翠雀花）。

　　　　　　蒙药：全草（伯日－其其格）。

生长环境　　生于山地草坡或丘陵沙地。

中医功效　　有毒。泻火止痛，杀虫。用于牙痛，关节疼痛，疮痈溃疡。

蒙医功效　　有毒。清热，止泻，燥"协日乌素"。用于热泻，腹痛。

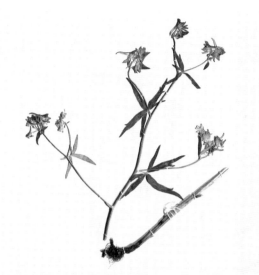

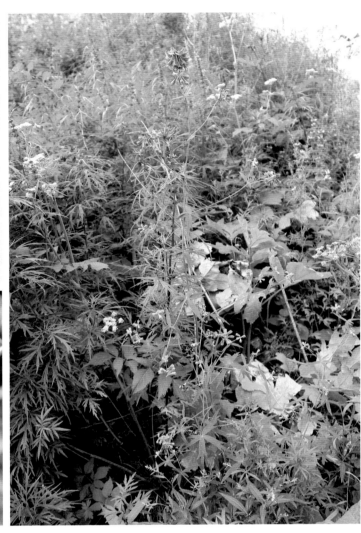

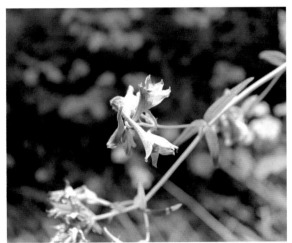

毛茛科 Ranunculaceae  翠雀花属 *Delphinium*

# 细须翠雀花 *Delphinium siwanense* Franch. var. *leptopogon* (Hand.-Mazz.) W. T. Wang

| | |
|---|---|
| **别　名** | 英哥草。 |
| **蒙文名** | 那林－伯日－其其格。 |
| **药用部位** | 中药：全草或根（翠雀花）。 |
| | 蒙药：全草（那林－伯日－其其格）。 |
| **生长环境** | 生于山地草坡或河滩灌丛中。 |
| **中医功效** | 有毒。泻火止痛，杀虫。用于牙痛，关节疼痛，疮痈溃疡。 |
| **蒙医功效** | 有毒。清热，止泻，燥"协日乌素"。用于热泻，腹痛。 |

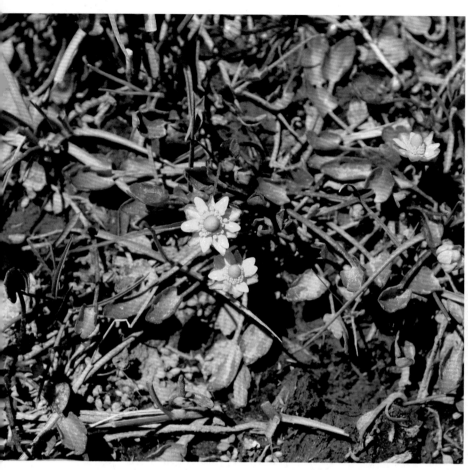
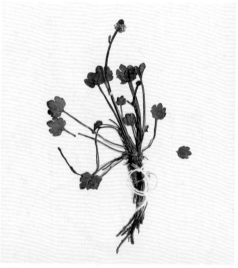
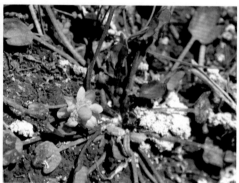

毛茛科 Ranunculaceae　水葫芦苗属 *Halerpestes*

# 水葫芦苗 *Halerpestes cymbalaria* (Pursh) Green

| | |
|---|---|
| **别　　名** | 圆叶碱毛茛、初如格。 |
| **蒙 文 名** | 那木格音 – 格车 – 其其格。 |
| **药用部位** | 中药：全草（水葫芦苗）。 |
| | 蒙药：全草（那木格音 – 格车 – 其其格）。 |
| **生长环境** | 生于碱性池泽地和轻度盐化的草甸。 |
| **中医功效** | 利水消肿，祛风除湿。用于水肿，关节炎。 |
| **蒙医功效** | 清热，续断。用于骨热，关节筋脉酸痛，金伤。 |

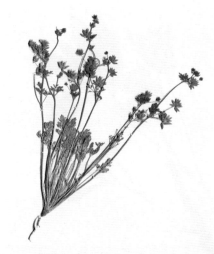

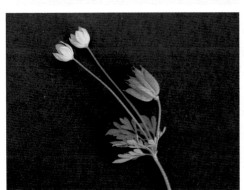

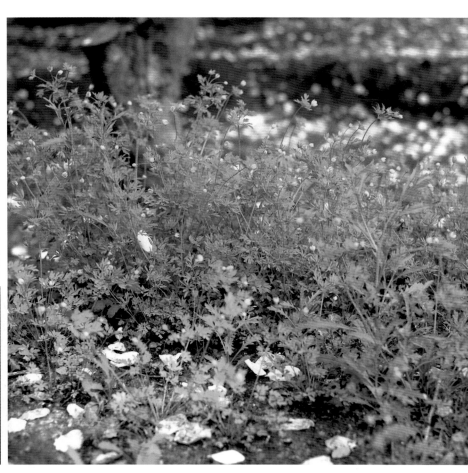

毛茛科 Ranunculaceae　蓝堇草属 *Leptopyrum*

# 蓝堇草 *Leptopyrum fumarioides* (L.) Reichb.

| | |
|---|---|
| **蒙 文 名** | 巴日巴达。 |
| **药用部位** | 中药：全草（蓝堇草）。 |
| | 蒙药：全草（巴日巴达）。 |
| **生长环境** | 生于田边、路边或干燥草地上。 |
| **中医功效** | 用于心血管疾病，胃肠道疾病和伤寒。 |
| **蒙医功效** | 清热，解毒，杀"粘"。 |

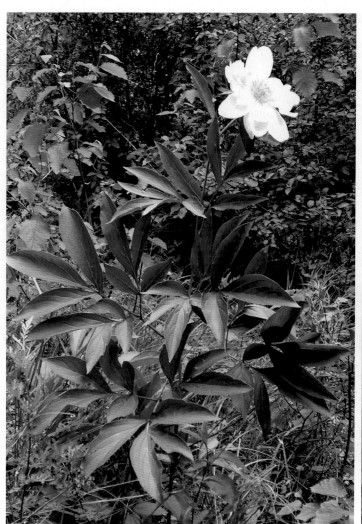
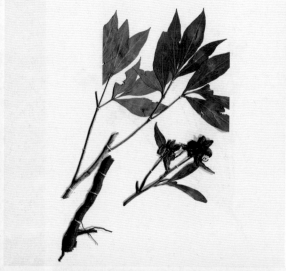
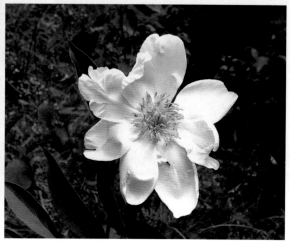

毛茛科 Ranunculaceae 芍药属 *Paeonia*

# 芍药 *Paeonia lactiflora* Pall.

**别　　名**　将离、离草、红药。

**蒙 文 名**　乌兰－察那。

**药用部位**　中药：根（栽培种：白芍。野生种：赤芍）。

　　　　　　蒙药：根（乌兰－察那）。

**生长环境**　生于山地和石质丘陵的混丛、林缘、山地草甸或草甸草原群落中。

**中医功效**　白芍：养血敛阴，柔肝止痛，平抑肝阳。用于头晕目眩，胸胁腹痛，四肢挛急，
　　　　　　泻痢腹痛，血虚萎黄，月经不调，崩漏，经行腹痛，自汗，盗汗。

　　　　　　赤芍：清热凉血，散瘀止痛。用于温毒发斑，血热吐衄，目赤肿痛，血滞经闭，
　　　　　　癥瘕腹痛，跌仆损伤，痈肿。

**蒙医功效**　清热凉血，止痛。用于经闭，痛经，跌仆损伤，痈肿疮疡。

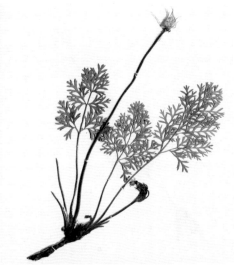

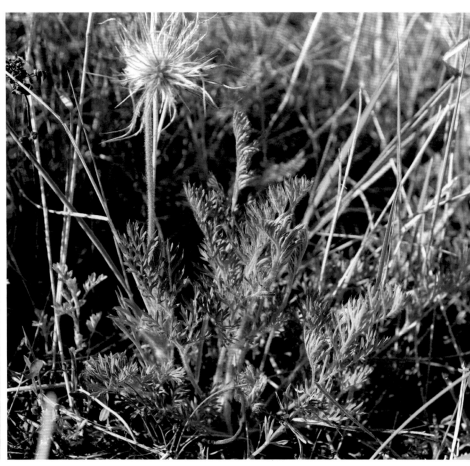

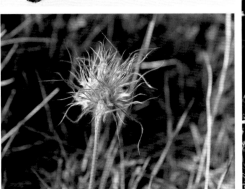

毛茛科 Ranunculaceae    白头翁属 *Pulsatilla*

# 细叶白头翁 *Pulsatilla turczaninovii* Kryl. et Serg.

| | |
|---|---|
| **别　　名** | 毛姑朵花、白头翁。 |
| **蒙 文 名** | 那林－伊日贵。 |
| **药用部位** | 中药：根（细叶白头翁）。 |
| | 蒙药：全草（那林－伊日贵）。 |
| **生长环境** | 生于平原和低山山坡草丛、林缘或干旱多石的坡地。 |
| **中医功效** | 清热，解毒，凉血止痢。用于热毒血痢，鼻衄，血痔，阴痒带下。 |
| **蒙医功效** | 破痞，燥"协日乌素"，消食。用于食积，"协日乌素"病，黄水疮，淋巴结核，排脓，祛腐。 |

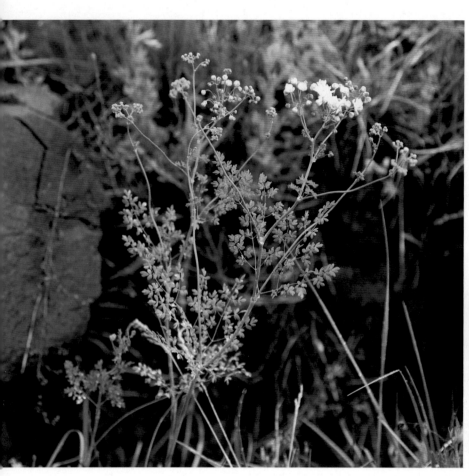
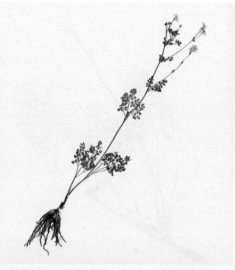
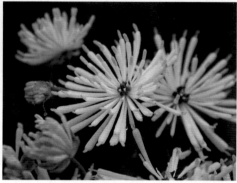

毛茛科 Ranunculaceae　唐松草属 *Thalictrum*

# 瓣蕊唐松草 *Thalictrum petaloideum* L.

| 别　　名 | 马尾黄连、多花蔷薇。 |
|---|---|
| 蒙 文 名 | 查存－其其格。 |
| 药用部位 | 中药：根及根茎（马尾黄连）。<br>蒙药：种子（查存－其其格）。 |
| 生长环境 | 生于草甸、草甸草原或山地沟谷。 |
| 中医功效 | 清热燥湿，泻火解毒。用于肠炎，赤白痢疾，黄疸性肝炎，目赤肿痛，小儿热症。 |
| 蒙医功效 | 消食，开胃，清肺，镇"赫依"。用于食积，不思饮食，肺热咳嗽，肺脓肿，失眠。 |

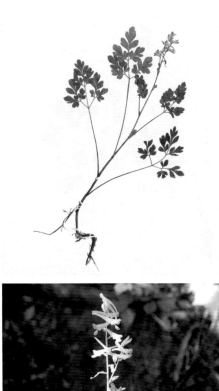

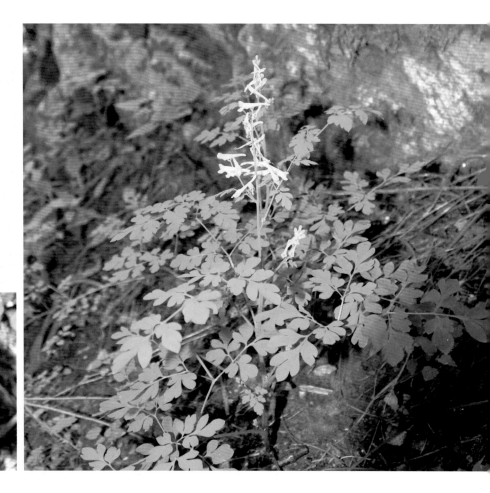

罂粟科 Papaveraceae 紫堇属 *Corydalis*

# 小黄紫堇 *Corydalis raddeana* Regel

**别　　名**　黄花地丁。

**蒙 文 名**　希日－萨巴乐干纳。

**药用部位**　蒙药：茎叶（希日－萨巴乐干纳）。

**生长环境**　生于林下或沟边。

**蒙医功效**　清热，平"协日"，愈伤，消肿。用于隐伏热，"协日"热，血热，瘟症，烧伤。

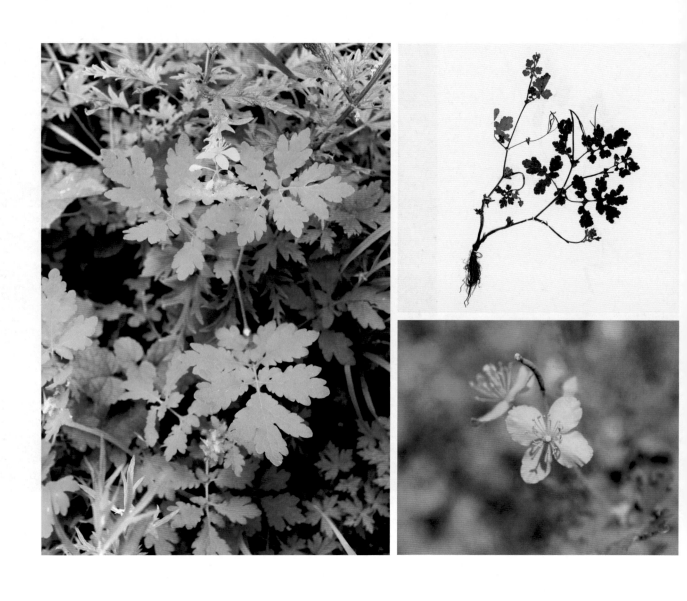

罂粟科 Papaveraceae　白屈菜属 *Chelidonium*

# 白屈菜 *Chelidonium majus* L.

**别　　名**　山黄连、土黄连、断肠草。

**蒙 文 名**　索图 – 黄伦。

**药用部位**　中药：全草（白屈菜）。

　　　　　　蒙药：全草（索图 – 黄伦）。

**生长环境**　生于山坡、山谷林缘草地或路旁、石缝。

**中医功效**　有毒。清热解毒，镇痛，止咳，利水消肿。用于胃脘痛，胃炎，胃溃疡，肠炎，痢疾，黄疸，慢性支气管炎，百日咳，水肿，疮疖疔毒，疥癣，蛇虫咬伤，稻田皮炎。

**蒙医功效**　有毒。杀"粘"，清热，解毒。用于"粘"热，"发症"，毒热，浊热，未成熟热。

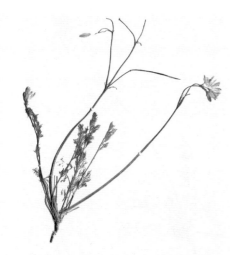
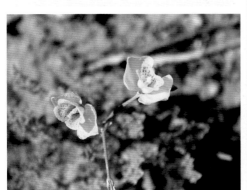
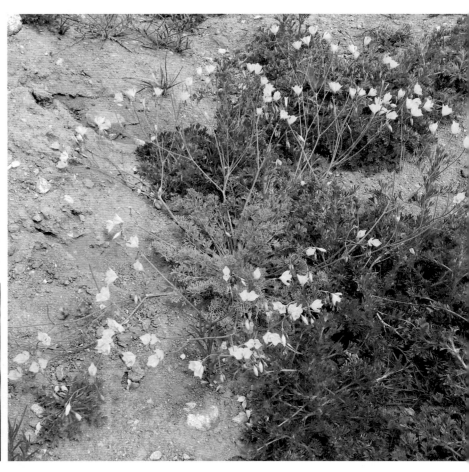

罂粟科 Papaveraceae　角茴香属 *Hypecoum*

# 角茴香 *Hypecoum erectum* L.

| | | |
|---|---|---|
| **别　　名** | 细叶角茴香。 |
| **蒙 文 名** | 嘎伦－塔巴格 |
| **药用部位** | 中药：全草（角茴香）。 |
| | 蒙药：全草（嘎伦－塔巴格）。 |
| **生长环境** | 生于山坡草地或河边沙地。 |
| **中医功效** | 清热解毒，镇咳。用于咽喉肿痛，气管炎，咳嗽，目赤肿痛，细菌性痢疾。 |
| **蒙医功效** | 杀"粘"，清热，解毒。用于流行性感冒，瘟疫，黄疸，阵刺痛，结喉，"发症"，麻疹，劳热，炽热，搏热，毒热。 |

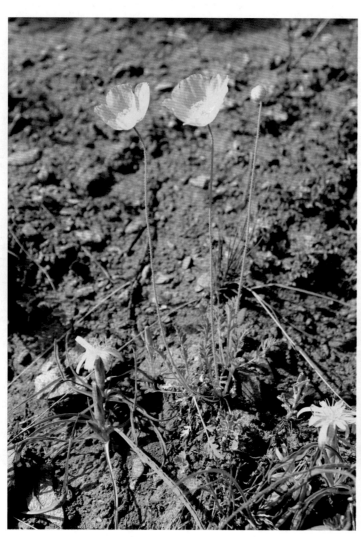
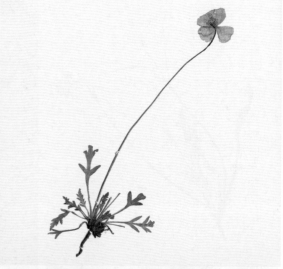
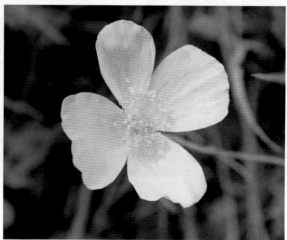

罂粟科 Papaveraceae　罂粟属 *Papaver*

# 野罂粟 *Papaver nudicaule* L.

| | |
|---|---|
| **别　　名** | 山大烟、山米壳、野大烟。 |
| **蒙 文 名** | 哲日勒格 – 阿木 – 其其格。 |
| **药用部位** | 中药：全草或果实（野罂粟）。 |
| | 蒙药：花（哲日勒格 – 阿木 – 其其格）。 |
| **生长环境** | 生于林下、林缘或山坡草地。 |
| **中医功效** | 有毒。镇痛，敛肺止咳，止泻固涩。用于神经性头痛，偏头痛，胃痛，痛经，久咳，喘息，慢性肠炎，泻痢，便血，遗精，白带。 |
| **蒙医功效** | 有毒。镇痛，凉血。用于胸刺痛，血热，搏热。 |

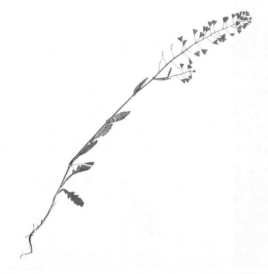

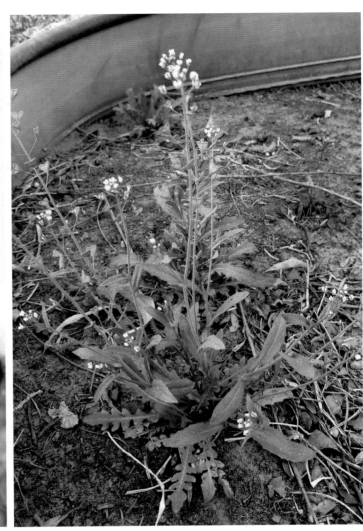

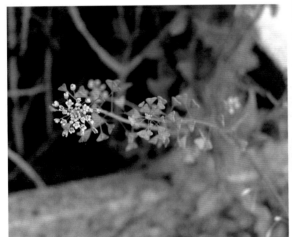

十字花科 Cruciferae 荠属 *Capsella*

# 荠 *Capsella bursa-pastoris* (L.) Medic.

| | |
|---|---|
| **别　　名** | 荠菜、菱角菜。 |
| **蒙文名** | 阿布嘎。 |
| **药用部位** | 中药：全草（荠菜）。 |
| | 蒙药：种子（阿布嘎）。 |
| **生长环境** | 生于山坡、田边或路旁。 |
| **中医功效** | 凉血止血，清热利尿，明目，降压。用于咯血，衄血，肾结核尿血，便血，子宫出血，月经过多，肾炎水肿，小便不利，乳糜尿，尿路结石，肠炎，痢疾，高血压病，头痛，目赤肿痛，视网膜出血。 |
| **蒙医功效** | 止呕，利尿，降压。用于呕吐，水肿，小便不利，脉热，高血压病。 |

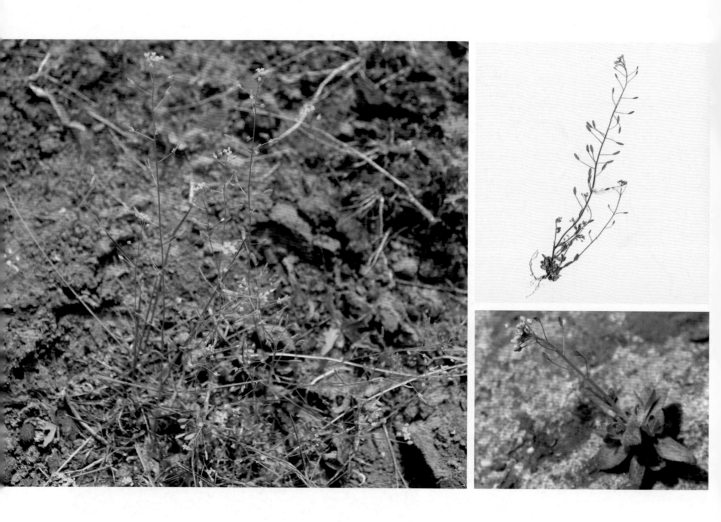

十字花科 Cruciferae　葶苈属 *Draba*

# 光果葶苈 *Draba nemorosa* L. var. *leiocarpa* Lindbl.

| | |
|---|---|
| **别　　名** | 葶苈。 |
| **蒙 文 名** | 格鲁格日－哈木比乐。 |
| **药用部位** | 中药：种子（葶苈子）。 |
| **生长环境** | 生于田边路旁、山坡草地或河谷湿地。 |
| **中医功效** | 祛痰止咳，平喘，利尿消肿。用于咳嗽痰多，喘息，胸胁胀满，水肿，小便不利。 |

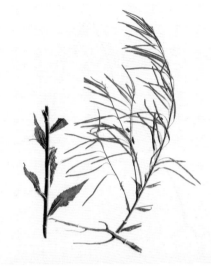

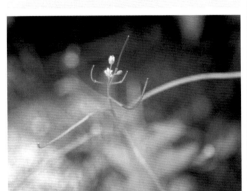

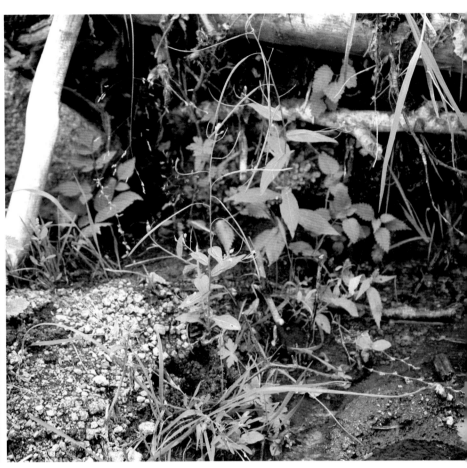

十字花科 Cruciferae　南芥属 *Arabis*

# 垂果南芥 *Arabis pendula* L.

| | |
|---|---|
| **别　　名** | 唐芥、扁担蒿、野白菜。 |
| **蒙 文 名** | 文珠日－赫琪。 |
| **药用部位** | 中药：果实、种子（垂果南芥）。 |
| | 蒙药：果实（文珠日－赫琪）。 |
| **生长环境** | 生于山坡、路旁、河边草丛或高山灌木林下和荒漠地区。 |
| **中医功效** | 果实，清热解毒，消肿。用于痈疮肿毒，阴道炎，阴道滴虫。种子，退热。用于发热。 |
| **蒙医功效** | 清热，解毒，祛痰，止咳，平喘。用于搏热，毒热，血热，咳嗽，肺感风寒，气喘。 |

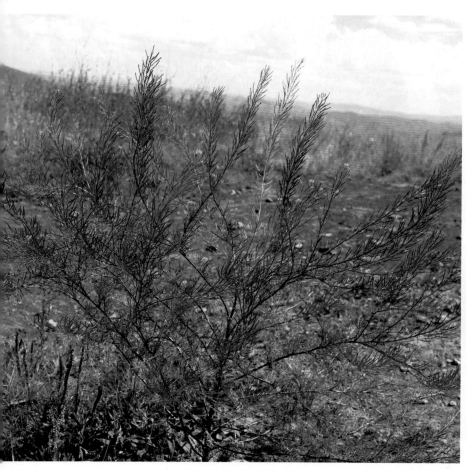
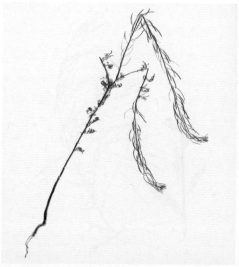
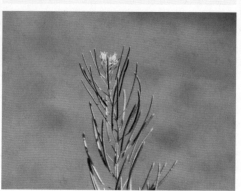

十字花科 Cruciferae　播娘蒿属 *Descurainia*

# 播娘蒿 *Descurainia sophia* (L.) Webb ex Prantl

| | |
|---|---|
| **别　　名** | 米米蒿、麦蒿。 |
| **蒙 文 名** | 嘎希昆 – 含毕勒。 |
| **药用部位** | 中药：种子（葶苈子）。 |
| | 蒙药：种子（嘎希昆 – 含毕勒）。 |
| **生长环境** | 生于山坡、田野或农田。 |
| **中医功效** | 泻肺定喘，祛痰止咳，行水消肿。用于痰饮喘咳，面目浮肿，胸腹积水，水肿，小便不利，肺源性心脏病。 |
| **蒙医功效** | 清热，解毒，止咳，祛痰，平喘。用于搏热，脏热，毒热，血热，"协日"热，肺感风寒，咳嗽，气喘，肺源性心脏病。 |

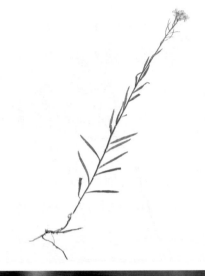

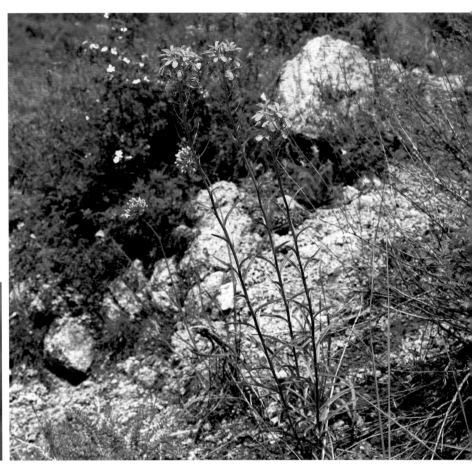

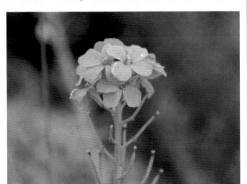

十字花科 Cruciferae 糖芥属 *Erysimum*

# 糖芥 *Erysimum bungei* (Kitag.) Kitag.

| | |
|---|---|
| **蒙 文 名** | 乌兰－高恩淘格。 |
| **药用部位** | 中药：全草（糖芥）。 |
| | 蒙药：种子（乌兰－高恩淘格）。 |
| **生长环境** | 生于山坡、草甸、林缘或沟谷。 |
| **中医功效** | 有小毒。强心利尿，健脾和胃，消食。用于心悸，浮肿，心力衰竭，消化不良。 |
| **蒙医功效** | 清热，解毒，止咳，祛痰，平喘。用于脏热，毒热，血热，搏热，肺感风寒，咳嗽，气喘，肺源性心脏病。 |

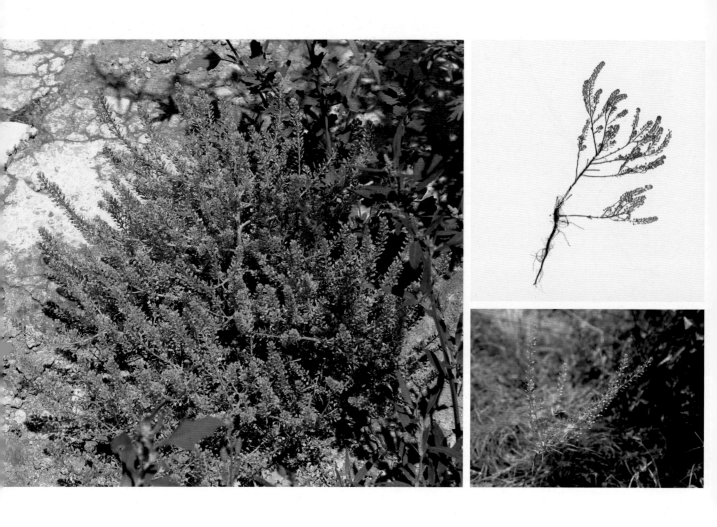

十字花科 Cruciferae　独行菜属 *Lepidium*

# 独行菜 *Lepidium apetalum* Willd.

| 别　名 | 腺茎独行菜、北葶苈子、昌古。 |
|---|---|
| 蒙文名 | 阿木塔图 – 含毕勒。 |
| 药用部位 | 中药：种子（葶苈子）。 |
|  | 蒙药：种子（阿木塔图 – 含毕勒）。 |
| 生长环境 | 生于山坡、山沟、路旁或村庄附近。 |
| 中医功效 | 泻肺平喘，祛痰止咳，行水消肿。用于痰涎壅肺，咳嗽喘促，胸胁胀满，肺痈，胸腹积水，水肿，小便不利，肺源性心脏病。 |
| 蒙医功效 | 止咳，祛痰，平喘，清热，解毒。用于喘咳，肺感风寒，搏热，脏热，毒热，"协日"热，血热，肺源性心脏病。 |

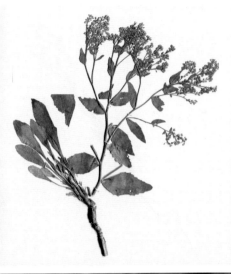

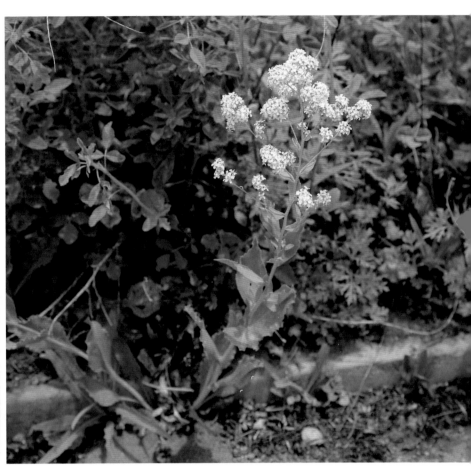

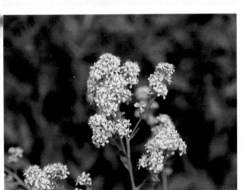

十字花科 Cruciferae　独行菜属 *Lepidium*

# 宽叶独行菜 *Lepidium latifolium* L.

| | |
|---|---|
| **别　　名** | 羊辣辣、止痢草。 |
| **蒙文名** | 乌日根 – 昌古。 |
| **药用部位** | 中药：全草或种子（宽叶独行菜）。 |
| **生长环境** | 生于村旁、田边、山坡或盐化草甸。 |
| **中医功效** | 全草，清热燥湿。用于细菌性痢疾，肠炎。种子，止咳平喘，利尿消肿。用于咳嗽气喘，胸胁胀满，水肿，小便不利。 |

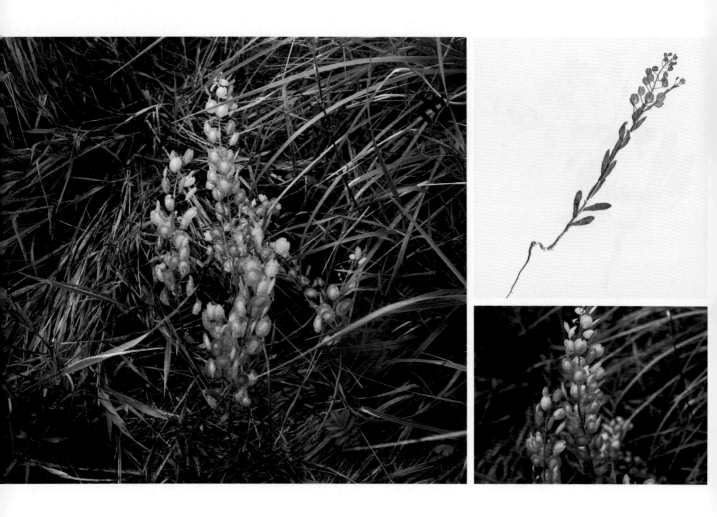

十字花科 Cruciferae　菥蓂属 *Thlaspi*

# 菥蓂 *Thlaspi arvense* L.

| | |
|---|---|
| **别　　名** | 遏蓝菜、败酱草、犁头草。 |
| **蒙 文 名** | 淘力都－额布斯。 |
| **药用部位** | 中药：全草（菥蓂）或种子（菥蓂子）。 |
| | 蒙药：种子（恒格日格－额布斯）。 |
| **生长环境** | 生于平地路旁、沟边或村落附近。 |
| **中医功效** | 菥蓂：和中开胃，清热解毒。用于消化不良，子宫出血，疔疮痈肿。 |
| | 菥蓂子：清肝明目，强筋骨。用于风湿关节痛，目赤肿痛。 |
| **蒙医功效** | 清热，解毒，强壮，开胃，利水，消肿。用于肺热，肾热，肝炎，腰腿痛，恶心，睾丸肿痛，遗精，阳痿。 |

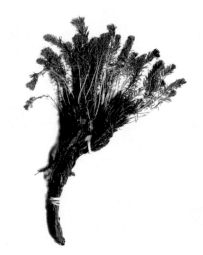

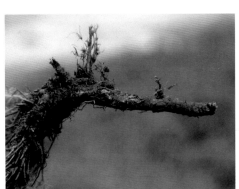

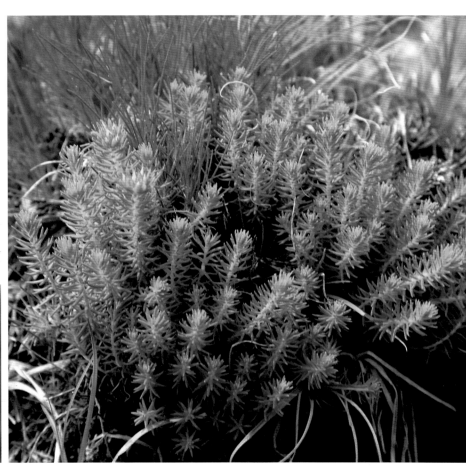

景天科 Crassulaceae　红景天属 *Rhodiola*

# 小丛红景天 *Rhodiola dumulosa* (Franch.) S. H. Fu

| | |
|---|---|
| **别　　名** | 凤尾七、凤尾草、凤凰草。 |
| **蒙 文 名** | 宝他 – 刚那古日 – 额布苏 |
| **药用部位** | 中药：全草或根（凤尾七）。 |
| | 蒙药：根（乌兰 – 苏日劳）。 |
| **生长环境** | 生于草原带和荒漠带的山地阳坡或山脊岩石缝中。 |
| **中医功效** | 全草，补血调经，养阴。用于月经不调，阴虚潮热，头晕目眩，妇女虚劳。根，补肾，养心安神，调经活血，明目。用于虚劳，骨蒸劳热，干血劳，月经不调，头晕目眩。 |
| **蒙医功效** | 清热，敛肺，生津。用于肺热，哮喘，感冒咳嗽，肺脓肿。 |

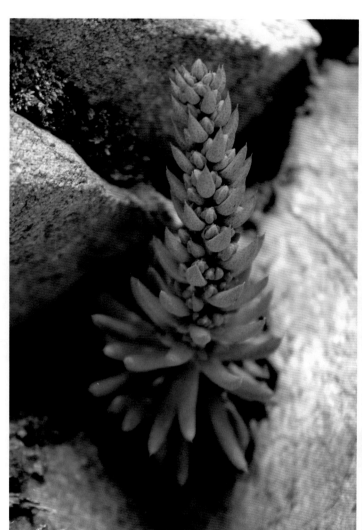
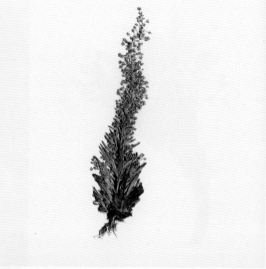
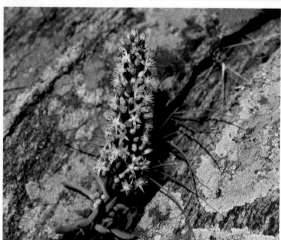

景天科 Crassulaceae    瓦松属 Orostachys

# 瓦松 *Orostachys fimbriatus* (Turcz.) Berger

**别　　名**　　瓦花、瓦塔、狗指甲。

**蒙 文 名**　　萨查－额布斯。

**药用部位**　　中药：全草（瓦松）。
　　　　　　　蒙药：全草（萨查－额布斯）。

**生长环境**　　生于山坡丘陵、沙地。

**中医功效**　　有毒。止血，活血，清热解毒，敛疮。用于吐血，衄血，血痢，便血，子宫出血，月经不调，肝炎，热淋，湿疹；外用于疮口久不愈合，烫火伤。

**蒙医功效**　　有毒。止泻，止血，解毒。用于泻痢，肠热腹泻，便血，毒热。

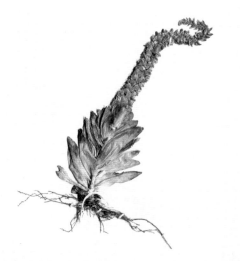
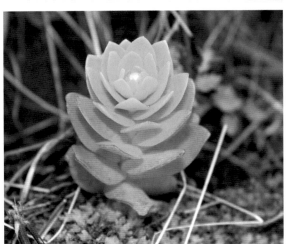
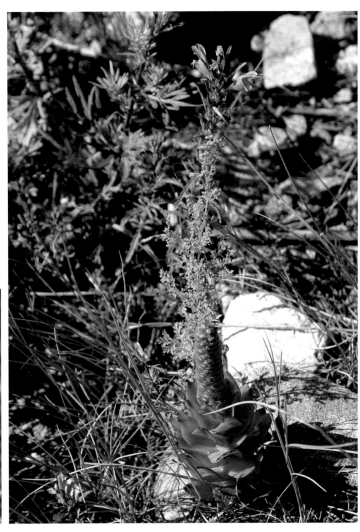

景天科 Crassulaceae　瓦松属 Orostachys

# 钝叶瓦松 *Orostachys malacophyllus* (Pall.) Fisch.

| | |
|---|---|
| **别　　名** | 石莲华、艾利格斯。 |
| **蒙 文 名** | 矛回日 – 爱日格 – 额布斯。 |
| **药用部位** | 中药：全草（瓦松）。 |
| | 蒙药：全草（矛回日 – 爱日格 – 额布斯）。 |
| **生长环境** | 生于山坡丘陵、沙地。 |
| **中医功效** | 有毒。止血，活血，清热解毒，敛疮。用于吐血，衄血，血痢，便血，子宫出血，月经不调，肝炎，热淋，湿疹；外用于疮口久不愈合，烫火伤。 |
| **蒙医功效** | 有毒。止泻，止血，解毒。用于泻痢，肠热腹泻，便血，毒热。 |

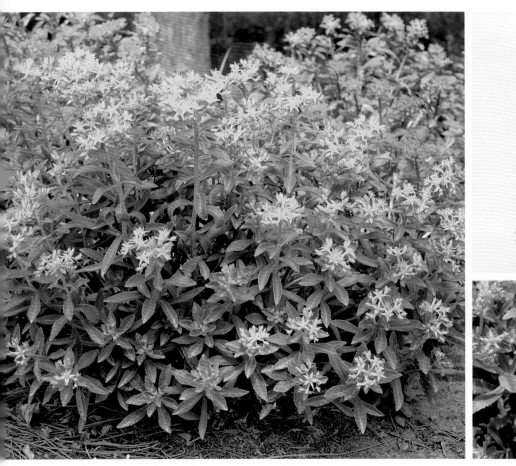
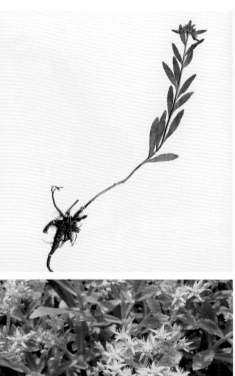
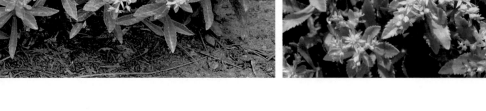

景天科 Crassulaceae　景天属 *Sedum*

# 费菜 *Sedum aizoon* L.

| | |
|---|---|
| **别　　名** | 土三七、景天三七、田三七。 |
| **蒙 文 名** | 矛钙 – 伊得。 |
| **药用部位** | 中药：全草或根（景天三七）。 |
| | 蒙药：全草或根（矛钙 – 伊得）。 |
| **生长环境** | 生于石质山地疏林、灌丛、林间草甸、草甸草原、砂质沟坡或沙窝坡地。 |
| **中医功效** | 散瘀止血，消肿止痛，补血安神。用于咯血，吐血，衄血，尿血，便血，子宫出血，血小板减少性紫癜，牙龈出血，消化道出血，烦躁不安，心悸，失眠。 |
| **蒙医功效** | 止血，消肿，止痛，补血安神。用于内伤出血，崩漏，跌仆肿痛，精神不安，烦躁失眠。 |

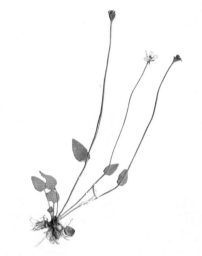
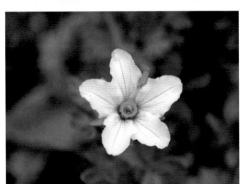
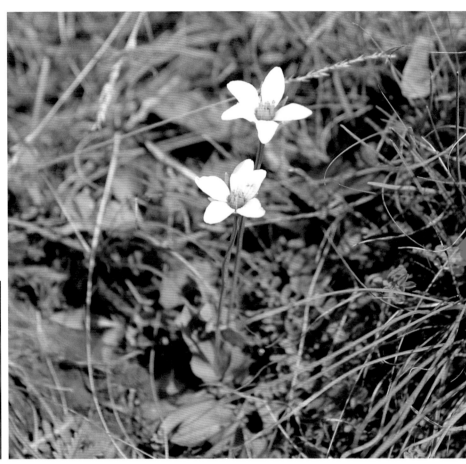

虎耳草科 Saxifragaceae　梅花草属 *Parnassia*

# 细叉梅花草 *Parnassia oreophila* Hance

| | |
|---|---|
| **蒙 文 名** | 孟根－地格达。 |
| **药用部位** | 中药：全草（细叉梅花草）。 |
| | 蒙药：全草（孟根－地格达）。 |
| **生长环境** | 生于高山草地、山腰林缘、阴坡潮湿处或路旁等处。 |
| **中医功效** | 清热凉血，解毒消肿，止咳化痰。用于黄疸性肝炎，脉管炎，赤白痢疾，痈疮肿毒，咽喉肿痛，咳嗽多痰，百日咳。 |
| **蒙医功效** | 清热，平"协日"，破痞。用于内热痞，间热痞，肝血痞，脉痞，肠"协日"痞。 |

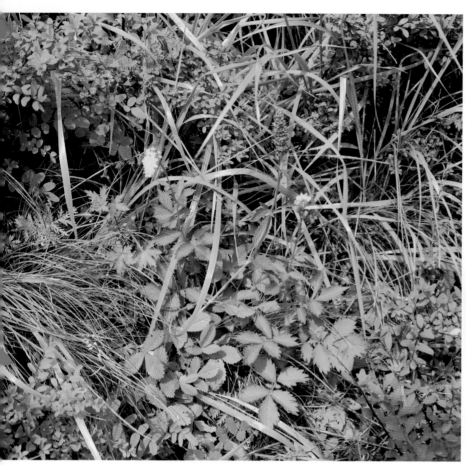
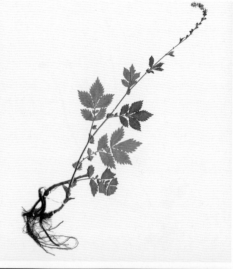
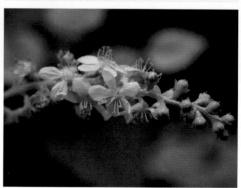

蔷薇科 Rosaceae　龙芽草属 *Agrimonia*

# 龙芽草 *Agrimonia pilosa* Ldb.

| | |
|---|---|
| **别　　名** | 老鹤嘴、毛脚茵、施州龙芽草。 |
| **药用部位** | 中药：全草（仙鹤草）或根（龙芽草根）、冬芽（鹤草芽）。 |
| **生长环境** | 生于溪边、路旁、草地、灌丛、林缘或疏林下。 |
| **中医功效** | 仙鹤草：收敛止血，截疟，止痢，杀虫，解毒。用于咯血，吐血，衄血，尿血，便血，崩漏，疟疾，腹泻，血痢，劳伤无力，闪挫腰痛；外用于阴道毛滴虫病，痈疽疔疮。 |
| | 龙芽草根：止痢，调经，杀虫。用于赤白痢疾，经闭，绦虫病。 |
| | 鹤草芽：杀虫。用于绦虫病。 |

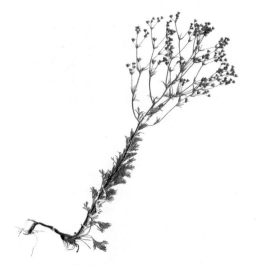

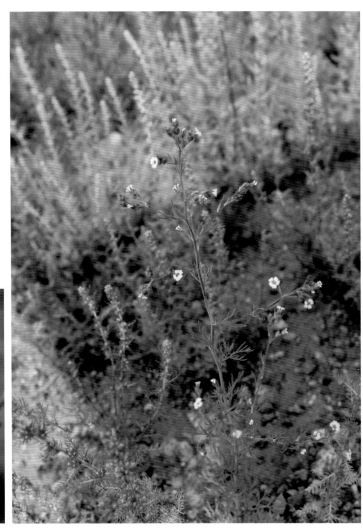

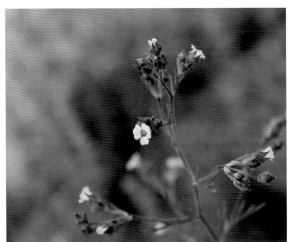

蔷薇科 Rosaceae　地蔷薇属 *Chamaerhodos*

# 地蔷薇 *Chamaerhodos erecta* (L.) Bge.

| | |
|---|---|
| **别　　名** | 追风蒿、茵陈狼牙。 |
| **蒙 文 名** | 图门－塔那。 |
| **药用部位** | 中药：全草（地蔷薇）。 |
| **生长环境** | 生于山坡、丘陵或干旱河滩。 |
| **中医功效** | 祛风除湿。用于风湿性关节炎。 |

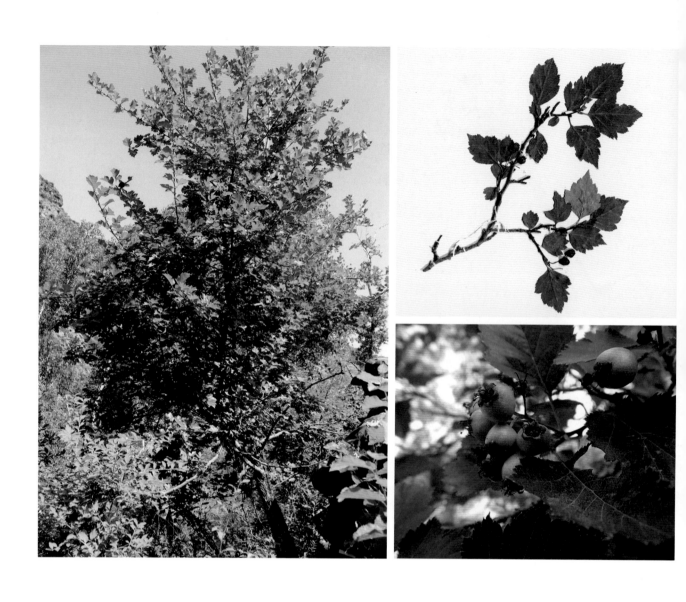

蔷薇科 Rosaceae　山楂属 *Crataegus*

# 辽宁山楂 *Crataegus sanguinea* Pall.

| | |
|---|---|
| **别　　名** | 野山楂、红果、血红山楂。 |
| **蒙 文 名** | 花－道老纳。 |
| **药用部位** | 中药：果实（山楂）。 |
| | 蒙药：果实（花－道老纳）。 |
| **生长环境** | 生于山地阴坡、半阴坡或河谷。 |
| **中医功效** | 消食健胃，散瘀止痛。用于肉食积滞，脘腹胀满，小儿疳积，产后瘀血作痛，疝气痛，高脂血症，高血压病。 |
| **蒙医功效** | 凉血，清"巴达干""协日"，滋补强身。用于血热，黄疸，脏腑"协日"病，发热烦渴，瘟疫，尿涩，新陈热。 |

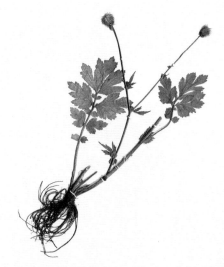

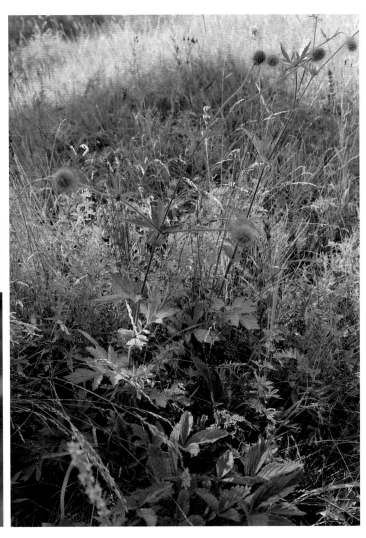

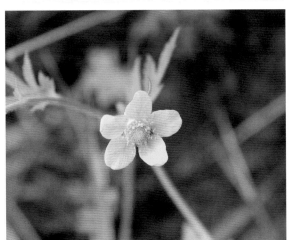

蔷薇科 Rosaceae　路边青属 *Geum*

# 路边青 *Geum aleppicum* Jacq.

| | |
|---|---|
| **别　　名** | 水杨梅、兰布政。 |
| **蒙 文 名** | 高哈图如。 |
| **药用部位** | 中药：全草（水杨梅）。 |
| **生长环境** | 生于山坡草地、沟边、地边、河滩、林间隙地或林缘。 |
| **中医功效** | 清热解毒，利尿，消肿止痛，祛风除湿。用于肠炎，痢疾，咽喉肿痛，小儿惊风，跌仆损伤，腰腿疼痛，月经不调，崩漏带下；外用于瘰疬，痈疽发背。 |

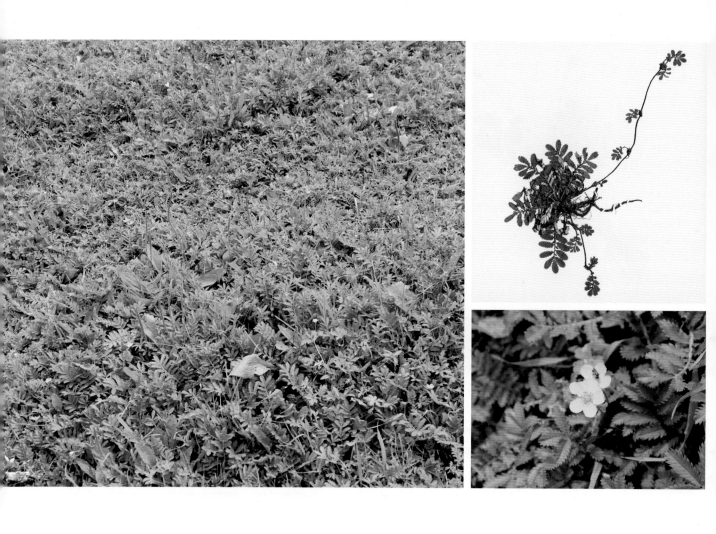

蔷薇科 Rosaceae　委陵菜属 *Potentilla*

# 蕨麻 *Potentilla anserina* L.

| | |
|---|---|
| **别　　名** | 鹅绒委陵菜、人参果。 |
| **蒙 文 名** | 陶来音－汤乃。 |
| **药用部位** | 中药：全草或块根（鹅绒委陵菜）。 |
| | 蒙药：全草（陶来音－汤乃）。 |
| **生长环境** | 生于河岸、路边、山坡草地或草甸。 |
| **中医功效** | 凉血止血，解毒止痢，祛风除湿，健脾益气。用于各种出血，细菌性痢疾，风湿痹痛，偏头痛，脾虚腹泻。 |
| **蒙医功效** | 止泻，清热，强身。用于热泻，身倦乏力。 |

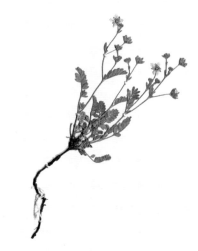

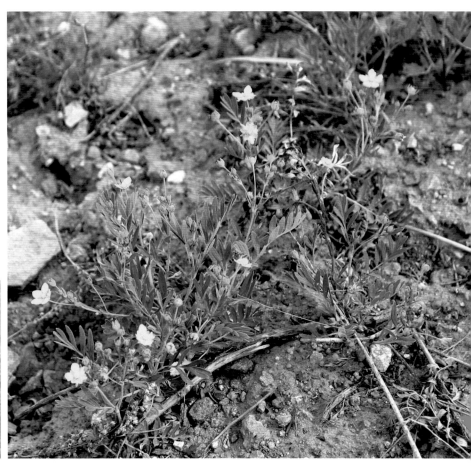

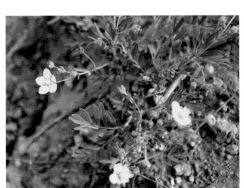

蔷薇科 Rosaceae 委陵菜属 *Potentilla*

# 长叶二裂委陵菜 *Potentilla bifurca* L. var. *major* Ldb.

**别　　名**　二裂叶委陵菜、高二裂委陵菜。

**蒙 文 名**　阿叉 – 陶来音 – 汤乃。

**药用部位**　中药：全草（二裂叶委陵菜）。

**生长环境**　生于地边、道旁、河滩沙地、山坡草地、黄土坡上、半干旱荒漠草原或疏林下。

**中医功效**　凉血止血，止痢。用于功能失调性子宫出血，产后出血过多，痢疾。

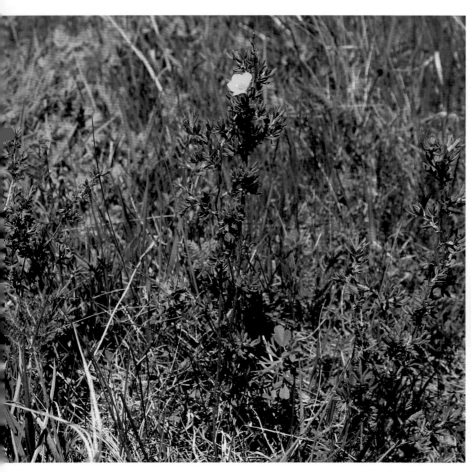
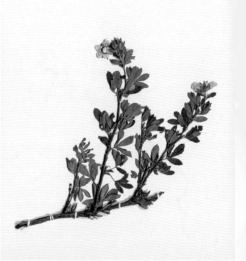
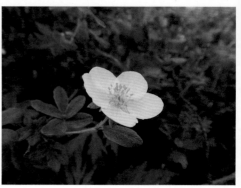

蔷薇科 Rosaceae 委陵菜属 *Potentilla*

# 金露梅 *Potentilla fruticosa* L.

| 别　　名 | 金腊梅、金老梅。 |
|---|---|
| 蒙 文 名 | 乌日－阿拉格。 |
| 药用部位 | 中药：花（金老梅花）、叶（金老梅叶）。 |
| | 蒙药：茎枝（乌日－阿拉格）。 |
| 生长环境 | 生于山坡草地、砾石坡、灌丛或林缘。 |
| 中医功效 | 金老梅花：健脾化湿。用于消化不良，浮肿，赤白带下，乳腺炎。 |
| | 金老梅叶：清暑，益脑清心，健胃消食，调经。用于中暑，眩晕，食滞，月经不调。 |
| 蒙医功效 | 消食，止咳，消肿；灰燥"协日乌素"。用于消化不良，咳嗽，水肿，"协日乌素"病，乳腺炎。 |

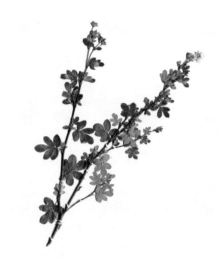

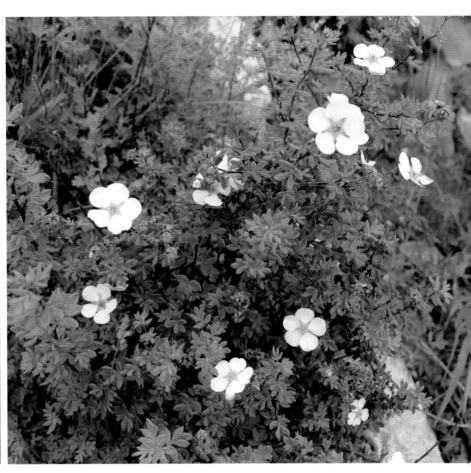

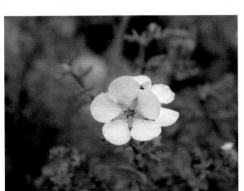

蔷薇科 Rosaceae　委陵菜属 *Potentilla*

# 白毛银露梅 *Potentilla glabra* Lodd. var. *mandshurica* (Maxim.) Hand.-Mazz.

别　　名　　华西银腊梅、华西银露梅。

蒙 文 名　　萌根－乌日阿拉格。

药用部位　　中药：叶（观音茶）。

　　　　　　蒙药：茎枝（萌根－乌日阿拉格）。

生长环境　　生于山坡草地、河谷岩石缝中、灌丛或林中。

中医功效　　清暑，益脑清心，健胃消食，调经。用于中暑，眩晕，食滞，月经不调。

蒙医功效　　消食，止咳，消肿；灰燥"协日乌素"。用于消化不良，咳嗽，水肿，"协日乌素"病，乳腺炎。

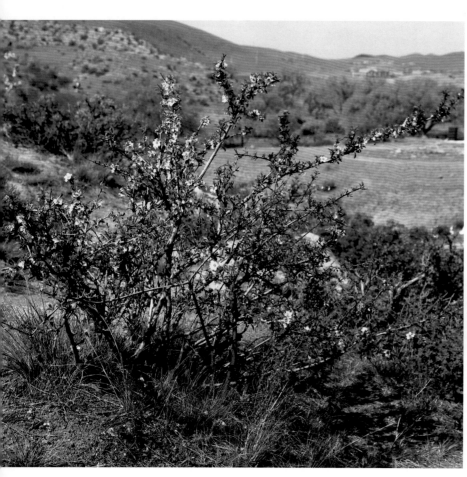
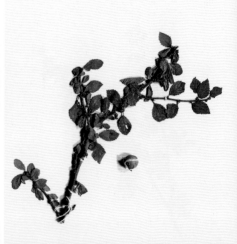
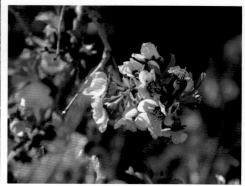

蔷薇科 Rosaceae  桃属 *Amygdalus*

# 长梗扁桃 *Amygdalus pedunculata* Pall.

**别　　名**　柄扁桃、长柄扁桃。
**蒙 文 名**　布衣勒斯。
**药用部位**　中药：种仁（郁李仁）。
**生长环境**　生于丘陵地区向阳石砾质坡地或坡麓，也见于干旱草原或荒漠草原。
**中医功效**　润燥滑肠，下气，利水。用于津枯肠燥便秘，食积气滞，腹胀，水肿，脚气，
　　　　　　小便不利。

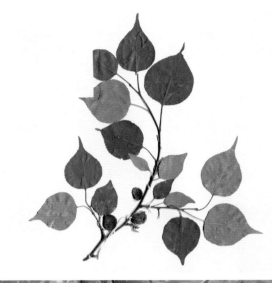

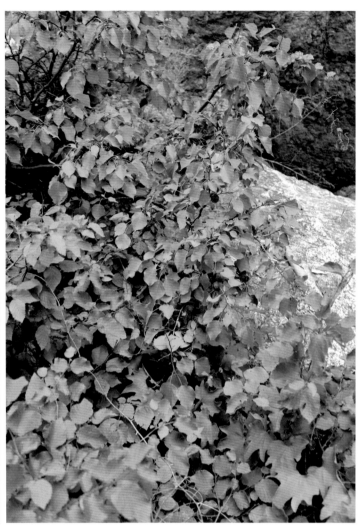

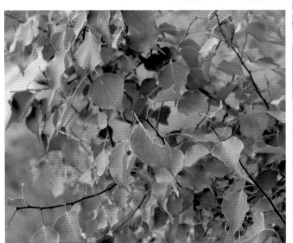

蔷薇科 Rosaceae　杏属 *Armeniaca*

# 山杏 *Armeniaca sibirica* (L.) Lam.

| | |
|---|---|
| **别　　名** | 西伯利亚杏。 |
| **蒙 文 名** | 西伯日－归勒斯。 |
| **药用部位** | 中药：种子（杏仁）。 |
| | 蒙药：种子（西伯日－归勒斯）。 |
| **生长环境** | 生于干燥向阳山坡、丘陵草原，或与落叶乔、灌木混生。 |
| **中医功效** | 有小毒。降气，止咳平喘，润肠通便。用于咳嗽气喘，痰多不利，肠燥便秘。 |
| **蒙医功效** | 有小毒。止咳，祛痰，平喘，燥"协日乌素"，生发。用于感冒，咳嗽，哮喘，"协日乌素"病，便秘，脱发。 |

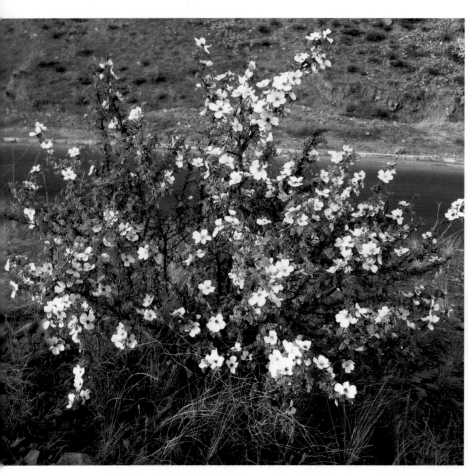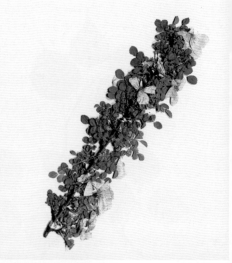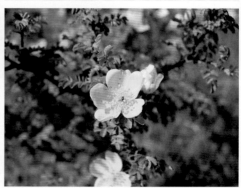

蔷薇科 Rosaceae 蔷薇属 *Rosa*

# 单瓣黄刺玫 *Rosa xanthina* Lindl. f. *normalis* Rehd. et Wils.

别　　名　山刺玫。

蒙　文　名　格日音－希日－扎木尔。

药用部位　中药：果实、花（黄刺玫）。

　　　　　　蒙药：果实（格日音－希日－扎木尔）。

生长环境　生于山地林缘、沟谷或黄土丘陵的沟头、沟谷陡崖上。

中医功效　果实，固精涩肠，缩尿，止泻，养血，活血。用于滑精，遗尿，小便频数，脾虚泻痢，高血压病，头晕，脉管炎。花，健脾理气，活血，调经，消肿。用于消化不良，气滞腹痛，乳痈，月经不调，跌仆损伤。

蒙医功效　解毒，燥"协日乌素"，清热。用于毒热，热性"协日乌素"病，肝热，青腿病。

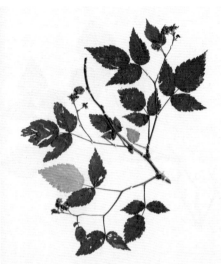
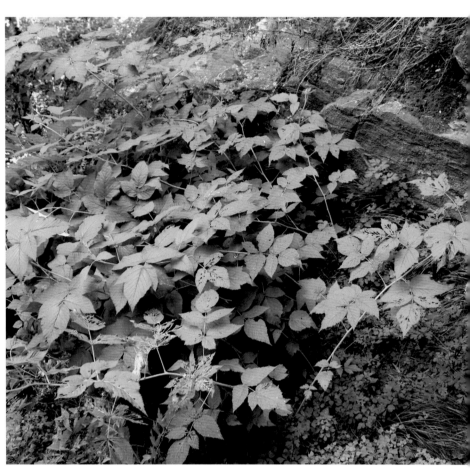
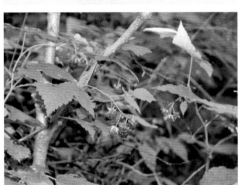

蔷薇科 Rosaceae　悬钩子属 *Rubus*

# 华北复盆子 *Rubus idaeus* L. var. *borealisinensis* Yü et Lu

| | |
|---|---|
| **别　　名** | 沙窝窝。 |
| **蒙 文 名** | 干达嘎力。 |
| **药用部位** | 中药：果实（华北覆盆子）。 |
| | 蒙药：果实（干达嘎力）。 |
| **生长环境** | 生于山坡潮湿地密林下、稀疏杂木林内、林缘、林间草地或干沟石缝、谷底石堆中。 |
| **中医功效** | 益肾固精缩尿，养肝明目。用于遗精滑精，遗尿尿频，阳痿早泄，目暗昏花。 |
| **蒙医功效** | 补肝肾，明目，缩小便。用于视物不清，多尿遗尿，阳痿遗精。 |

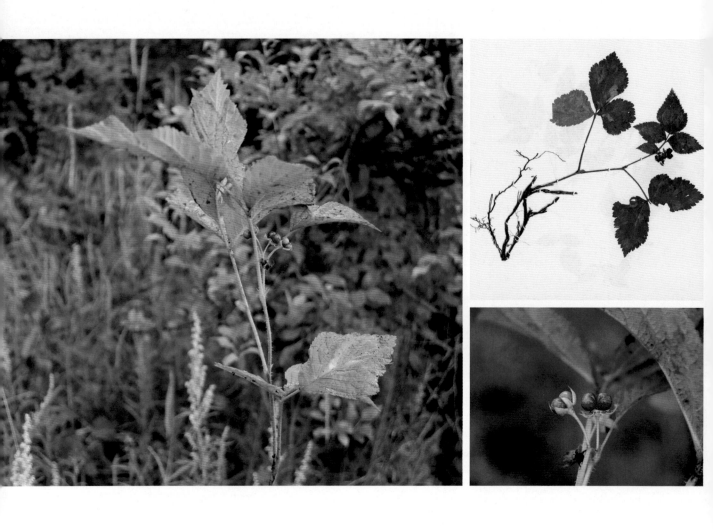

蔷薇科 Rosaceae  悬钩子属 *Rubus*

# 石生悬钩子 *Rubus saxatilis* L.

| | |
|---|---|
| **别　名** | 地豆豆。 |
| **蒙文名** | 哈达音 – 布格日勒查根。 |
| **药用部位** | 中药：全草或果实（石生悬钩子）。 |
| | 蒙药：茎（哈达音 – 布格日勒查根）。 |
| **生长环境** | 生石砾地灌丛或针、阔叶混交林下。 |
| **中医功效** | 全草，补肝健胃，祛风止痛。用于急性肝炎，食欲不振，风湿性关节炎。果实，补肾固精。用于遗精。 |
| **蒙医功效** | 止咳，清热，调元。用于感冒，未成熟热，搏热，咳嗽，"赫依"热。 |

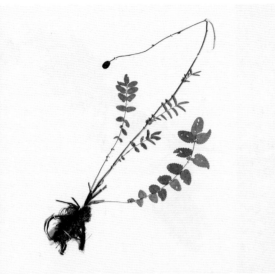

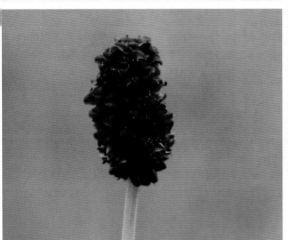

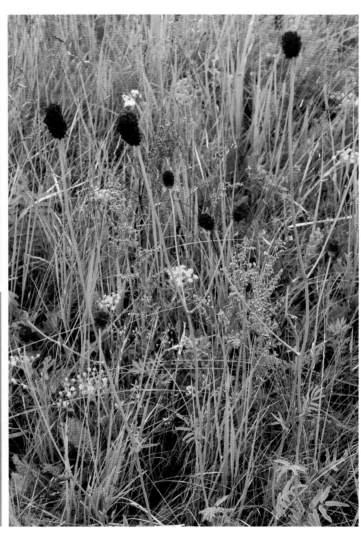

薔薇科 Rosaceae　地榆属 *Sanguisorba*

# 地榆 *Sanguisorba officinalis* L.

| | |
|---|---|
| **别　　名** | 黄瓜香、山地瓜、猪人参。 |
| **蒙 文 名** | 苏都－额布斯。 |
| **药用部位** | 中药：根（地榆）。 |
| **生长环境** | 生于草原、草甸、山坡草地、灌丛、疏林下。 |
| **中医功效** | 凉血止血，收敛止泻，清热解毒。用于吐血，咯血，衄血，便血，痔血，血痢，崩漏，赤白痢疾，带下，慢性胃肠炎，湿疹，痈疮肿毒，水火烫伤。 |

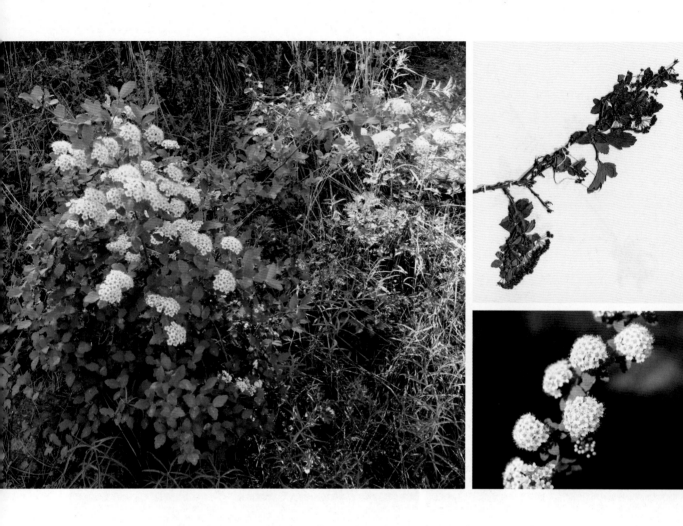

蔷薇科 Rosaceae　绣线菊属 *Spiraea*

# 土庄绣线菊 *Spiraea pubescens* Turcz.

| | |
|---|---|
| **别　　名** | 土庄花、石蒡子、蚂蚱腿。 |
| **蒙 文 名** | 塔比勒干纳。 |
| **药用部位** | 中药：茎髓（土庄绣线菊）。 |
| **生长环境** | 生于干燥岩石坡地、向阳或半阴处、杂木林内。 |
| **中医功效** | 利尿，消肿。用于小便不利，水肿。 |

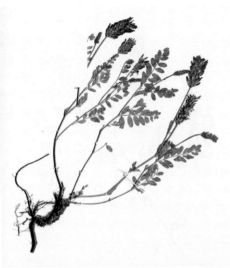

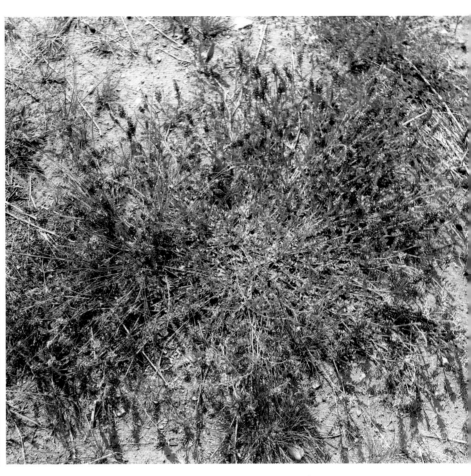

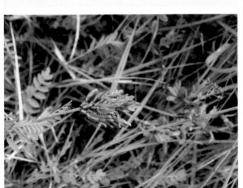

豆科 Leguminosae 黄耆属 *Astragalus*

# 斜茎黄芪 *Astragalus adsurgens* Pall.

| 别　　名 | 直立黄芪、沙打旺。 |
| --- | --- |
| 蒙 文 名 | 矛日音 – 好恩其日。 |
| 药用部位 | 中药：种子（华黄芪）。 |
| 生长环境 | 生于河滩草甸或田埂。 |
| 中医功效 | 益肾固精，补肝明目。用于头晕眼花，腰膝酸软，遗精，早泄，尿频，遗尿。 |

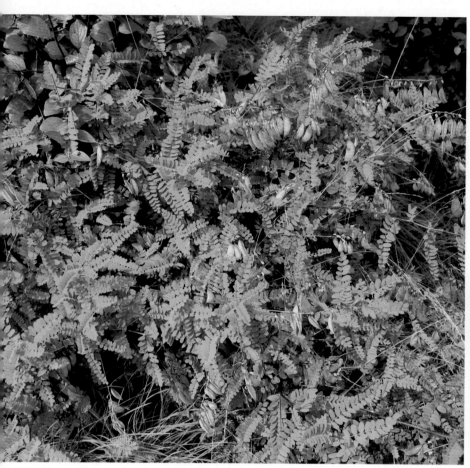
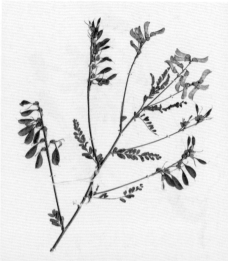
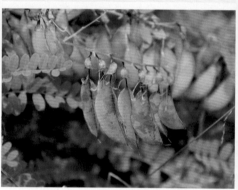

豆科 Leguminosae　黄耆属 *Astragalus*

# 蒙古黄芪 *Astragalus membranaceus* (Fisch.) Bge.

| | |
|---|---|
| **别　　名** | 蒙古黄耆、内蒙黄耆。 |
| **蒙 文 名** | 好恩其格。 |
| **药用部位** | 中药：根（黄芪）。 |
| | 蒙药：根（好恩其格）。 |
| **生长环境** | 生于草原、山地灌丛或林缘。 |
| **中医功效** | 补气固表，利水消肿，托疮生肌。用于气短心悸，虚脱，自汗，体虚浮肿，慢性肾炎，久泻，脱肛，子宫脱垂，痈疽难溃，疮口久不愈合。 |
| **蒙医功效** | 清热，治伤，止血，生肌。用于内伤，脉热，金创，跌仆肿痛。 |

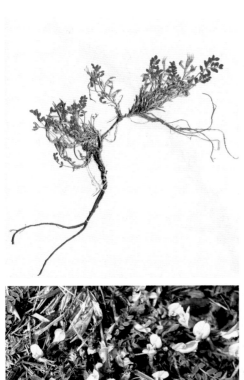

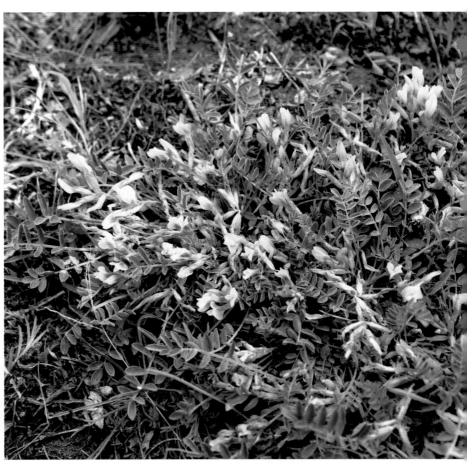

豆科 Leguminosae　黄耆属 *Astragalus*

# 糙叶黄芪 *Astragalus scaberrimus* Bge.

| 别　　名 | 春黄芪、粗糙紫云英、糙叶黄耆。 |
|---|---|
| 蒙文名 | 希日古恩－好恩其日。 |
| 药用部位 | 中药：根（糙叶黄芪）。 |
| 生长环境 | 生于山坡、草地、沙地、草甸草原、山地林缘。 |
| 中医功效 | 健脾利水。用于水肿胀满。 |

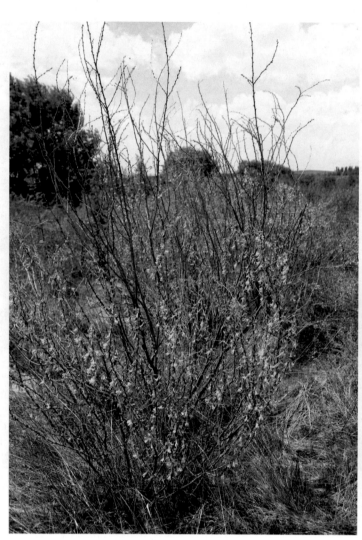
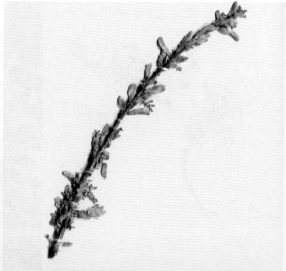
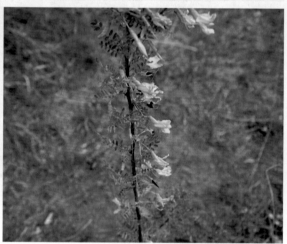

豆科 Leguminosae　锦鸡儿属 *Caragana*

# 小叶锦鸡儿 *Caragana microphylla* Lam.

**别　　名**　　锦鸡儿、柠条、牛筋条。

**蒙 文 名**　　乌和日－哈日嘎纳。

**药用部位**　　中药：果实、花、根（小叶锦鸡儿）。

　　　　　　　蒙药：根（乌和日－哈日嘎纳）。

**生长环境**　　生于固定、半固定沙地。

**中医功效**　　果实，清热解毒。用于咽喉肿痛。花，养血安神。用于头昏，眩晕。根，祛风止痛，祛痰止咳。用于眩晕头痛，风湿痹病，咳嗽痰喘。

**蒙医功效**　　清热，消"奇哈"。用于脉热，高血压病，头痛，痈疮，咽喉肿痛，肉毒症。

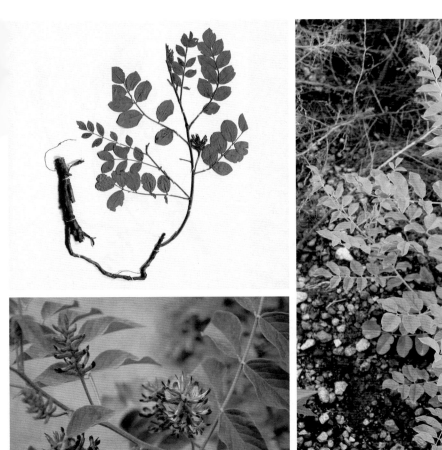
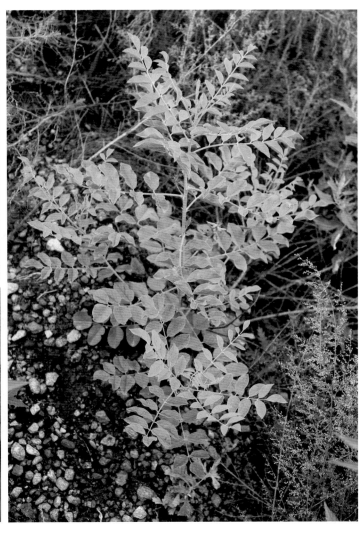

豆科 Leguminosae　甘草属 *Glycyrrhiza*

# 甘草 *Glycyrrhiza uralensis* Fisch.

| | |
|---|---|
| **别　　名** | 甜草根、红甘草、乌拉尔甘草。 |
| **蒙 文 名** | 希和日－额布斯。 |
| **药用部位** | 中药：根及根茎（甘草）。 |
| | 蒙药：根及根茎（希和日－额布斯）。 |
| **生长环境** | 生于干旱沙地、河岸沙地、山坡草地或盐渍化土壤。 |
| **中医功效** | 益气补脾，祛痰止咳，清热解毒，缓急止痛，调和诸药。用于脾胃虚弱，气虚不足，倦怠乏力，心悸气短，咳嗽气喘，咽喉肿痛，药物中毒。 |
| **蒙医功效** | 止咳，利肺，滋补，解毒，止吐，止渴。用于肺热咳嗽，肺痨，咽喉肿痛，口干呕吐，胃肠"宝日"，"白脉病"，血液病，食物中毒，药物中毒。 |

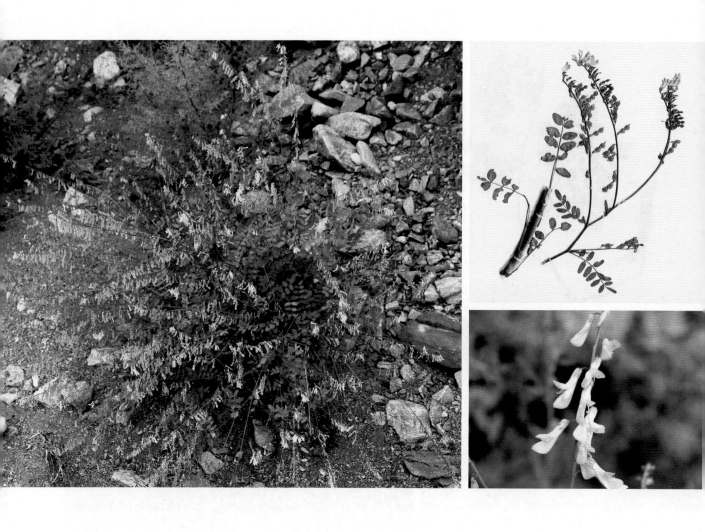

豆科 Leguminosae 岩黄耆属 *Hedysarum*

# 多序岩黄芪 *Hedysarum polybotrys* Hand.-Mazz.

| | |
|---|---|
| **别　　名** | 多序岩黄耆。 |
| **药用部位** | 中药：根（红芪）。 |
| **生长环境** | 生于山坡或山地沟谷。 |
| **中医功效** | 补虚，利尿，托疮。用于气虚，自汗，浮肿，久泻，脱肛，子宫脱垂，痈疽难溃，疮口久不愈合。 |

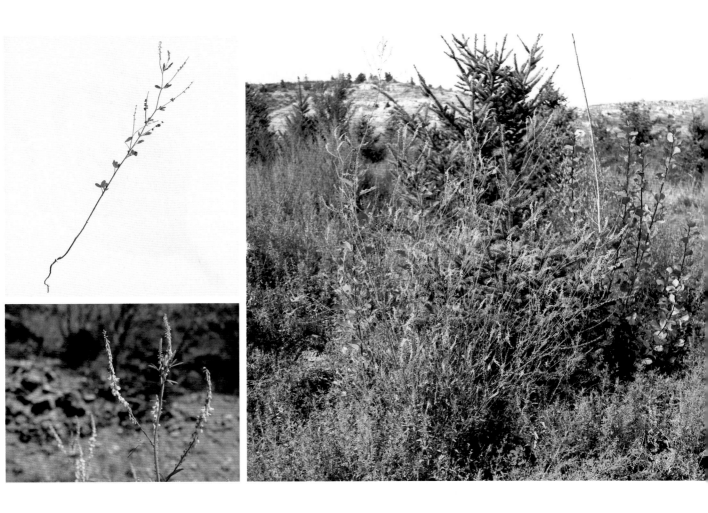

豆科 Leguminosae　草木犀属 *Melilotus*

# 草木犀 *Melilotus officinalis* (L.) Pall.

| | |
|---|---|
| **别　　名** | 黄花草木犀、铁扫把、败毒草。 |
| **蒙 文 名** | 扎嘎日图－呼吉。 |
| **药用部位** | 中药：全草（草木犀）。 |
| | 蒙药：全草（扎嘎日图－呼吉）。 |
| **生长环境** | 生于山坡、河岸、路旁、砂质草地或林缘。 |
| **中医功效** | 健胃和中，祛暑化湿，截疟。用于暑湿胸闷，头胀痛，口腻，口臭，痢疾，疟疾。 |
| **蒙医功效** | 清热，解毒，杀"粘"。用于陈热，"发症"，结喉，狂犬病，毒蛇咬伤。 |

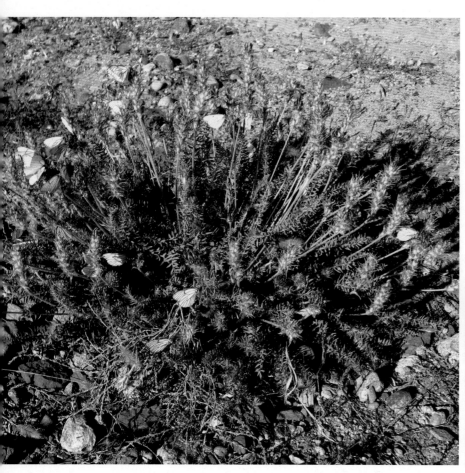
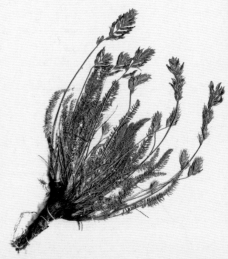
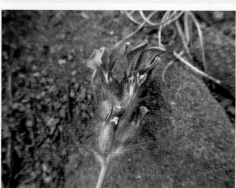

豆科 Leguminosae　棘豆属 *Oxytropis*

# 多叶棘豆 *Oxytropis myriophylla* (Pall.) DC.

| | |
|---|---|
| **别　　名** | 狐尾藻棘豆、鸡翎草。 |
| **蒙 文 名** | 纳布其日哈嘎 – 奥日图哲。 |
| **药用部位** | 中药：全草（多叶棘豆）。 |
| | 蒙药：全草（纳布其日哈嘎 – 奥日图哲）。 |
| **生长环境** | 生于低山坡。 |
| **中医功效** | 清热解毒，消肿，祛风除湿，止血。用于风热感冒，咽喉肿痛，疮痈肿毒，创伤，瘀血肿胀，各种出血。 |
| **蒙医功效** | 杀"粘"，清热，燥"协日乌素"，愈伤，生肌，止血，消肿，通便。用于瘟疫，丹毒，"发症"，腮腺炎，肠刺痛，脑刺痛，阵刺痛，麻疹，痛风，游痛症，创伤，抽筋，鼻出血，月经过多，吐血，咯血。 |

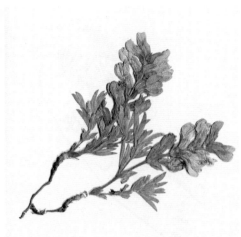

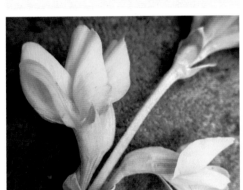

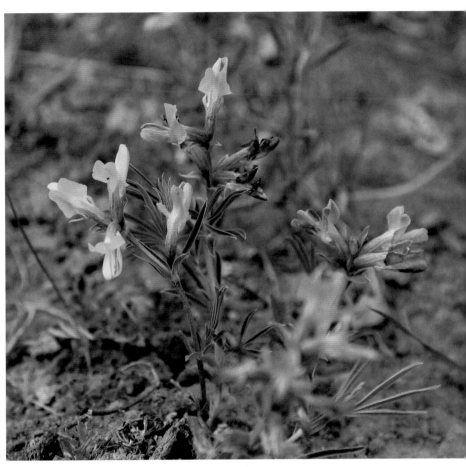

豆科 Leguminosae 野决明属 *Thermopsis*

# 披针叶野决明 *Thermopsis lanceolata* R. Br.

**别　　名**　披针叶黄华。

**蒙 文 名**　他日巴干 – 希日。

**药用部位**　中药：全草（牧马豆）。

**生长环境**　生于草原沙丘、河岸砂砾地。

**中医功效**　有毒。祛痰，止咳。用于风寒咳嗽，痰多喘息。

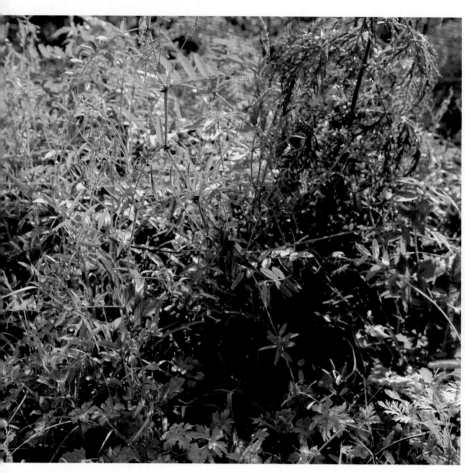
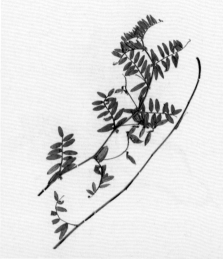
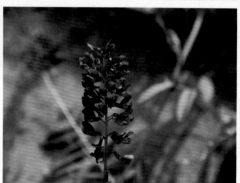

豆科 Leguminosae　野豌豆属 Vicia

# 山野豌豆 *Vicia amoena* Fisch. ex DC.

| | |
|---|---|
| **别　　名** | 落豆秧、山黑豆、透骨草。 |
| **蒙 文 名** | 其都尔－额布斯。 |
| **药用部位** | 中药：全草（山野豌豆）。 |
| | 蒙药：全草（其都尔－额布斯）。 |
| **生长环境** | 生于草甸、山坡、灌丛或杂木林中。 |
| **中医功效** | 祛风除湿，活血舒筋，止痛。用于风湿痹痛，肢体麻木，跌仆损伤，疮疡肿毒，阴囊湿疹。 |
| **蒙医功效** | 利水，消肿，治伤，续断。用于腹水，小便不利，浮肿，跌仆损伤，久疮不愈。 |

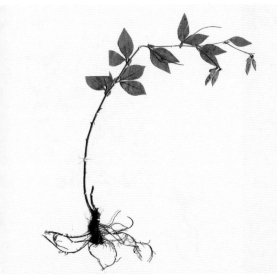

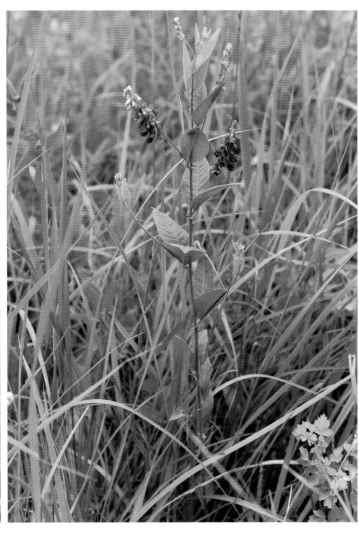

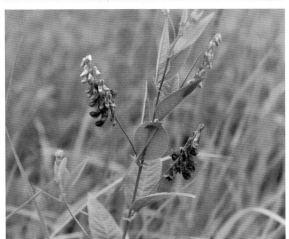

豆科 Leguminosae　野豌豆属 *Vicia*

# 歪头菜 *Vicia unijuga* A. Br.

| | |
|---|---|
| **别　　名** | 野豌豆、两叶豆苗、歪头草。 |
| **蒙 文 名** | 好日黑纳格 – 额布斯。 |
| **药用部位** | 中药：全草（歪头菜）。 |
| **生长环境** | 生于山地、林缘、草地、沟边或灌丛。 |
| **中医功效** | 补虚，调肝，理气止痛，清热利尿。用于劳伤，头晕，胃脘疼痛，体虚浮肿；外用于疔疮。 |

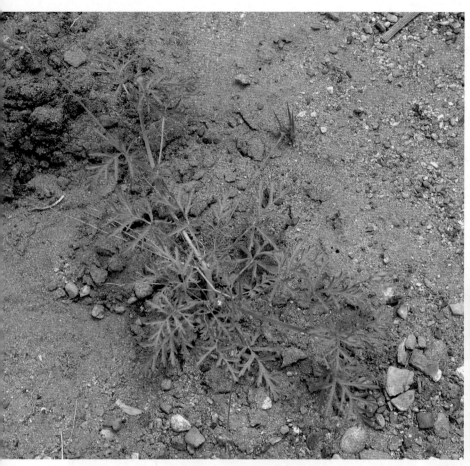
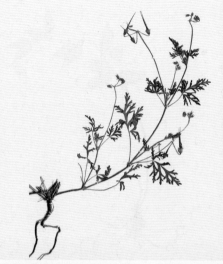
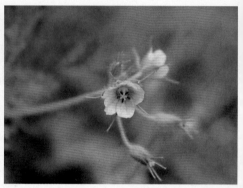

牻牛儿苗科 Geraniaceae　牻牛儿苗属 *Erodium*

# 牻牛儿苗 *Erodium stephanianum* Willd.

| | |
|---|---|
| **别　　名** | 太阳花、狼怕怕。 |
| **蒙 文 名** | 宝哈 – 额布斯。 |
| **药用部位** | 中药：全草（老鹳草）。 |
| | 蒙药：全草（宝哈 – 额布斯）。 |
| **生长环境** | 生于干山坡、农田边、砂质河滩地或草原凹地等。 |
| **中医功效** | 祛风除湿，活血通络，清热解毒。用于风湿关节痛，拘挛麻木，痈疮肿毒，跌仆损伤，泄泻，痢疾，月经不调，白带。 |
| **蒙医功效** | 燥"协日乌素"，调经，活血，明目，退翳。用于关节疼痛，跌仆损伤，目生云翳，月经不调。 |

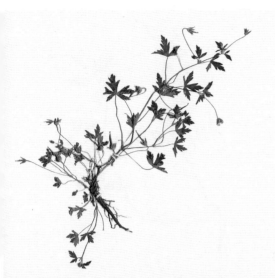

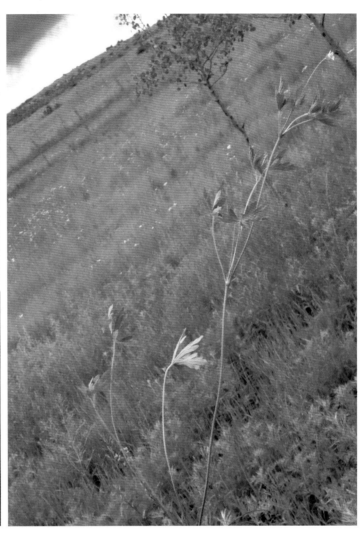

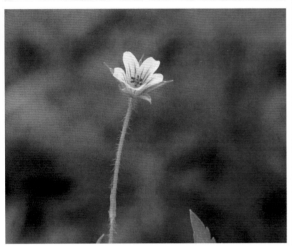

牻牛儿苗科 Geraniaceae　老鹳草属 *Geranium*

# 鼠掌老鹳草 *Geranium sibiricum* L.

| | |
|---|---|
| **别　　名** | 鼠掌草、西伯利亚老鹳草。 |
| **蒙文名** | 西伯日 – 西木德格来。 |
| **药用部位** | 中药：全草（老鹳草）。 |
| | 蒙药：全草（西伯日 – 西木德格来）。 |
| **生长环境** | 生于林缘、疏灌丛、河谷草甸或为杂草。 |
| **中医功效** | 祛风除湿，活血通络，清热止泻。用于风湿关节痛，拘挛麻木，痈疮肿毒，跌仆损伤，泄泻，痢疾。 |
| **蒙医功效** | 活血，调经，退翳。用于痛经，月经不调，经闭，眼白斑。 |

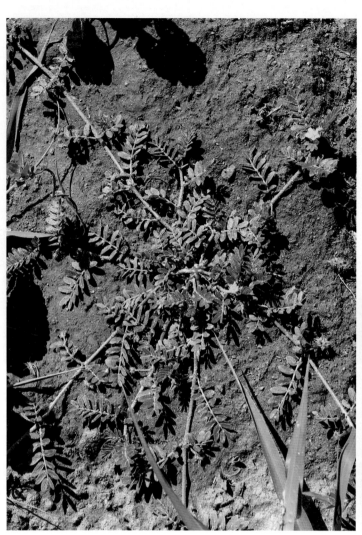
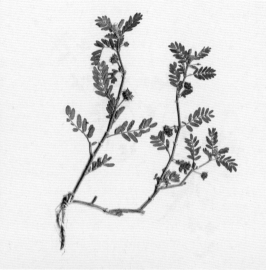
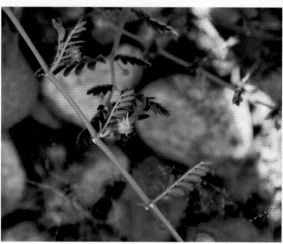

蒺藜科 Zygophyllaceae  蒺藜属 *Tribulus*

# 蒺藜 *Tribulus terrester* L.

| | |
|---|---|
| **别　　名** | 白蒺藜、名茨、旁通。 |
| **蒙 文 名** | 伊曼－章古。 |
| **药用部位** | 中药：果实（刺蒺藜）。 |
| | 蒙药：果实（伊曼－章古）。 |
| **生长环境** | 生于田野、路旁、村边或荒地。 |
| **中医功效** | 平肝疏肝，祛风明目。用于头痛，眩晕，肝郁胁痛，目赤多泪，风疹瘙痒，乳汁不通。 |
| **蒙医功效** | 补肾，祛寒，利尿，消肿，强壮。用于肾寒腰痛，耳鸣，尿频，水肿，浮肿，尿闭，痛风，阳痿，遗精，久病体虚。 |

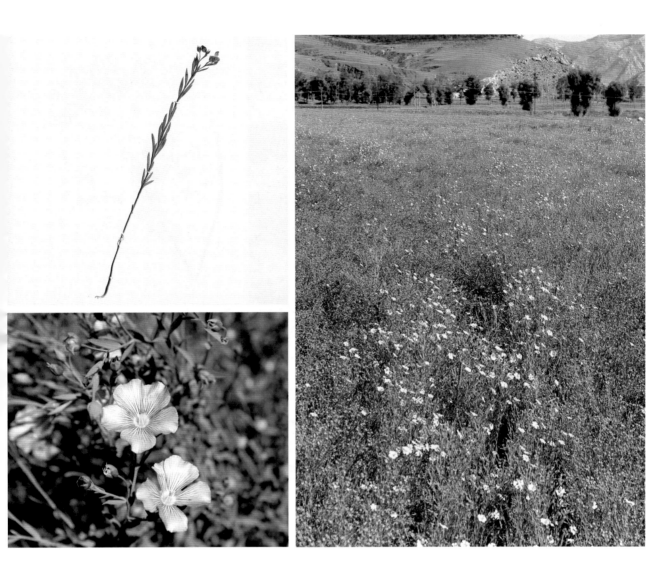

亚麻科 Linaceae  亚麻属 *Linum*

# 亚麻 *Linum usitatissimum* L.

**别　　名**　胡麻。

**蒙文名**　麻嘎领古。

**药用部位**　中药：种子（亚麻子）、根、茎叶（亚麻）。

　　　　　　蒙药：种子（麻嘎领古）。

**生长环境**　生于山坡、路旁或荒山地。

**中医功效**　亚麻子：润燥通便，养血祛风。用于肠燥便秘，眩晕，病后虚弱，皮肤痒疹，皮肤干燥起屑，脱发，痈疮肿毒。

　　　　　　亚麻：根，平肝，补虚，活血。用于慢性肝炎，睾丸炎，跌仆损伤。茎叶，祛风解毒，止血。用于痈疮肿毒，刀伤出血。

**蒙医功效**　镇"赫依"，排胀，润燥。用于"赫依"病，便秘，皮肤瘙痒，老年皮肤粗糙，疮疖，睾丸肿痛，痛风。

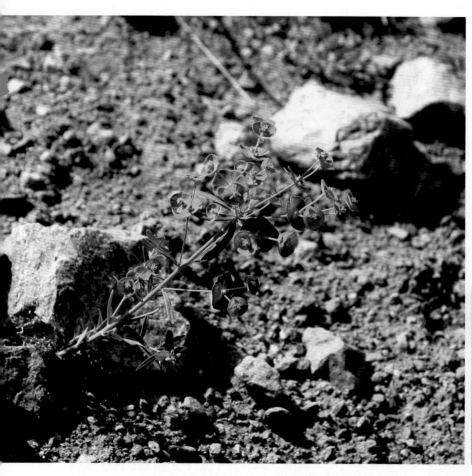
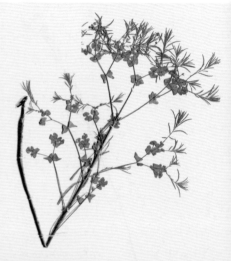
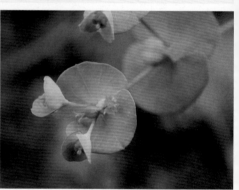

大戟科 Euphorbiaceae  大戟属 *Euphorbia*

# 乳浆大戟 *Euphorbia esula* L.

**别　　名**　猫眼草、烂疤眼。

**蒙 文 名**　查干 – 塔日努。

**药用部位**　中药：全草（乳浆大戟）。

**生长环境**　生于山坡、灌丛、路旁、荒地、草丛、林缘或疏林。

**中医功效**　有毒。利尿消肿，拔毒止痒。用于水肿，小便不利，疟疾；外用于瘰疬，肿毒，疥癣。

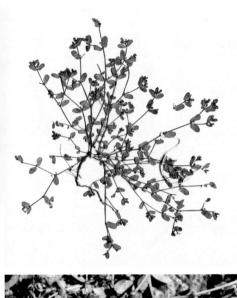

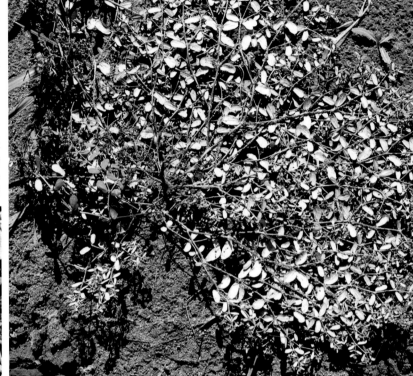

大戟科 Euphorbiaceae   大戟属 *Euphorbia*

# 地锦 *Euphorbia humifusa* Willd.

| | |
|---|---|
| **别　　名** | 铺地锦、田代氏大戟、红斑鸠窝。 |
| **蒙文名** | 马拉盖音 – 扎音 – 额布斯。 |
| **药用部位** | 中药：全草（地锦草）。 |
| | 蒙药：全草（马拉盖音 – 扎音 – 额布斯）。 |
| **生长环境** | 生于山坡、崖石壁或灌丛。 |
| **中医功效** | 清热利湿，凉血止血，解毒消肿。用于痢疾，泄泻，黄疸，咯血，吐血，便血，崩漏，跌仆损伤，痈疮肿毒；外用于外伤出血，皮肤湿疹，毒蛇咬伤。 |
| **蒙医功效** | 燥"协日乌素"，排脓，止血，愈伤。用于关节疼痛，肺脓肿，内伤，呕血，月经过多，鼻出血，便血，尿血，咯血，创伤出血，"白脉病"，中风，麻风。 |

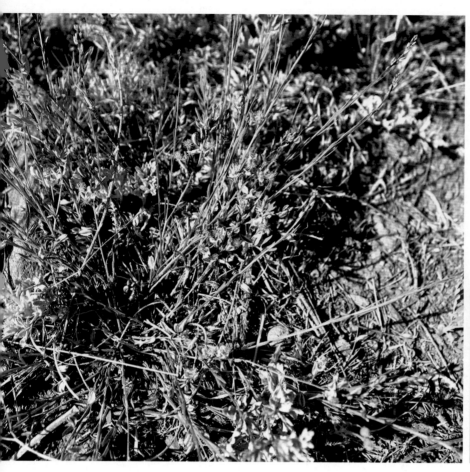
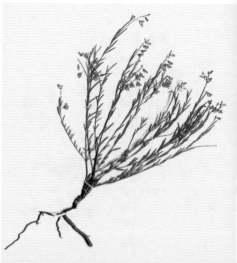
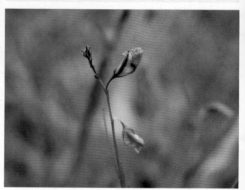

远志科 Polygalaceae　远志属 *Polygala*

# 远志 *Polygala tenuifolia* Willd.

| 别　　名 | 棘菀、细草、线儿茶。 |
|---|---|
| 蒙 文 名 | 吉如很 – 其其格。 |
| 药用部位 | 中药：根（远志）。 |
| | 蒙药：根（吉如很 – 其其格）。 |
| 生长环境 | 生于草原、山坡草地、灌丛中或杂木林下。 |
| 中医功效 | 安神益智，祛痰，消痈肿。用于惊悸，失眠，健忘，癫痫，咳嗽痰多，痈疽肿毒。 |
| 蒙医功效 | 润肺，排脓，祛痰，消肿，愈伤。用于肺脓肿，痰多咳嗽，脉伤。 |

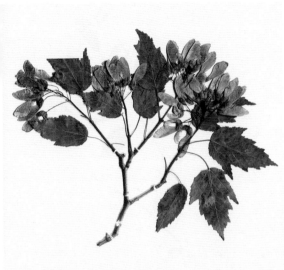

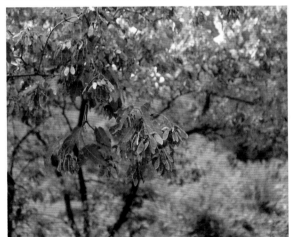

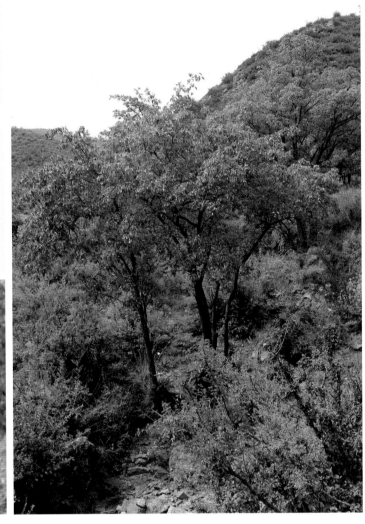

槭树科 Aceraceae　槭树属 *Acer*

# 茶条槭 *Acer ginnala* Maxim.

**别　名**　茶条、枫树。

**蒙 文 名**　巴图－查干－毛都。

**药用部位**　中药：嫩叶、芽（茶条槭）。

**生长环境**　生于山地半阳坡、半阴坡。

**中医功效**　清热，明目。用于肝热目赤，昏花，风热头胀。

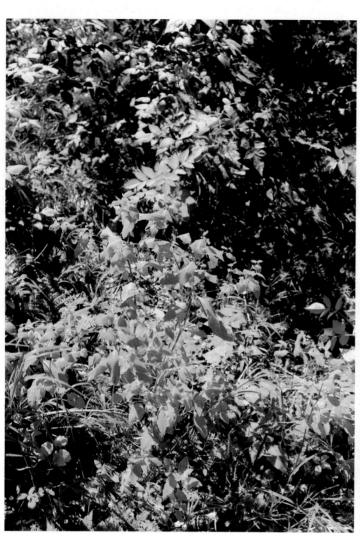
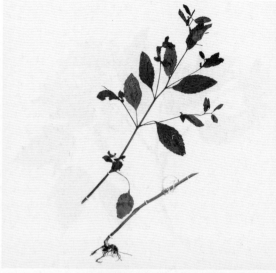
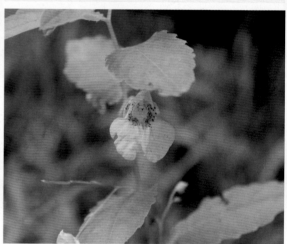

凤仙花科 Balsaminaceae  凤仙花属 *Impatiens*

# 水金凤 *Impatiens noli-tangere* L.

**别　　名**　辉菜花。

**蒙 文 名**　禾格仁 – 好木存 – 宝都格。

**药用部位**　中药：全草（水金凤）。

　　　　　　蒙药：全草（禾格仁 – 好木存 – 宝都格）。

**生长环境**　生于山坡林下、林缘草地或沟边。

**中医功效**　理气活血，调经，舒筋活络。用于月经不调，痛经，跌仆损伤，风湿疼痛，
　　　　　　阴囊湿疹。

**蒙医功效**　利尿，消肿，治伤，燥"协日乌素"。用于浮肿，水肿，尿闭，膀胱热，肾热，
　　　　　　关节疼痛。

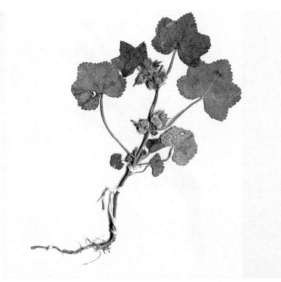

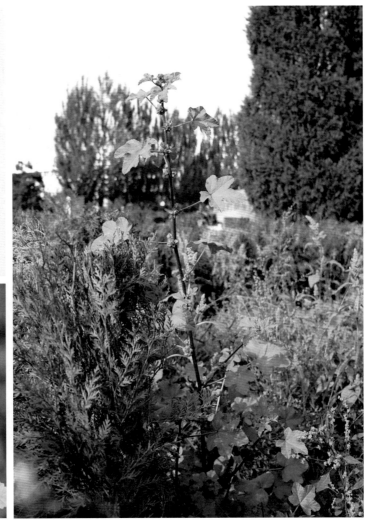

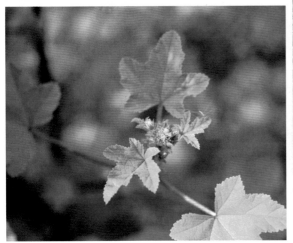

锦葵科 Malvaceae　锦葵属 *Malva*

# 野葵 *Malva verticillata* L.

| | |
|---|---|
| **别　　名** | 冬葵、野葵、冬苋菜。 |
| **蒙 文 名** | 占巴。 |
| **药用部位** | 中药：种子（冬葵子）。 |
| | 蒙药：果实（占巴）。 |
| **生长环境** | 生于平原旷野、村边或路旁。 |
| **中医功效** | 利水，滑肠，通乳。用于淋病，水肿，小便不利，乳汁不通，乳房肿痛。 |
| **蒙医功效** | 开窍，利尿，消肿，排脓，止泻，清"协日"，止渴。用于肾热，膀胱热，淋病，尿闭，石痞，渴症，创伤。 |

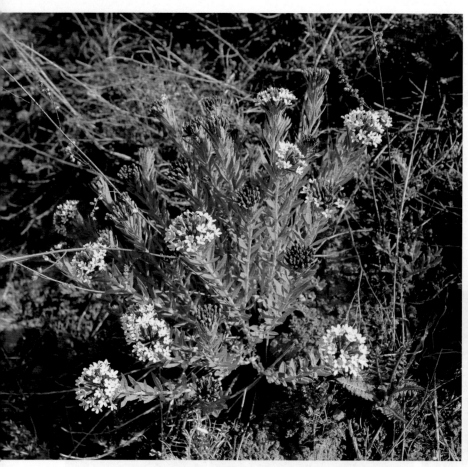
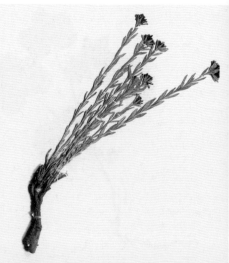
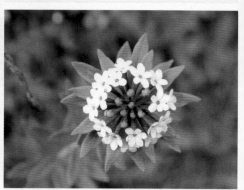

瑞香科 Thymelaeaceae　狼毒属 *Stellera*

# 狼毒 *Stellera chamaejasme* L.

| | |
|---|---|
| **别　　名** | 续毒、川狼毒、白狼毒。 |
| **蒙 文 名** | 达伦 – 图如。 |
| **药用部位** | 中药：根（狼毒）。 |
| | 蒙药：根（达伦 – 图如）。 |
| **生长环境** | 生于干燥向阳的高山草坡、草坪或河滩台地。 |
| **中医功效** | 有毒。逐水祛痰，破积杀虫。用于水肿腹胀，痰食虫积，心腹疼痛，咳嗽，气喘，瘰疬，阴疽流注，附睾结核，皮肤疥癣，恶疮，痔瘘。 |
| **蒙医功效** | 有大毒。杀"粘"，逐水，消"奇哈"，祛腐，消肿，生肌。用于肌、骨、脉"奇哈"病，乳腺炎，丹毒，腮腺炎，创伤。 |

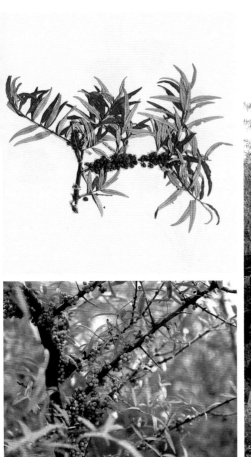

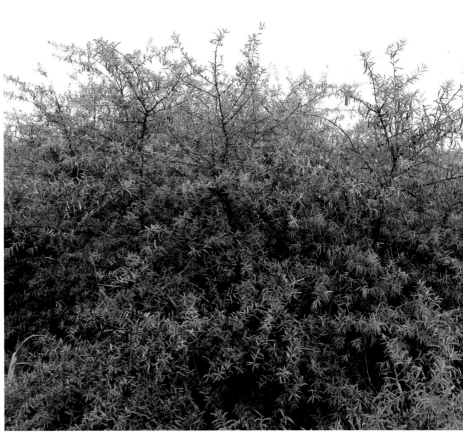

胡颓子科 Elaeagnaceae　沙棘属 *Hippophae*

# 沙棘 *Hippophae rhamnoides* L.

| | |
|---|---|
| **别　　名** | 醋柳、黄酸刺、酸刺柳。 |
| **蒙 文 名** | 其查日嘎纳。 |
| **药用部位** | 中药：果实、种子（沙棘）。 |
| | 蒙药：果实（其查日嘎纳）。 |
| **生长环境** | 生于黄土丘陵、沙地坡地。 |
| **中医功效** | 止咳化痰，消食化滞，活血化瘀，生津。用于咳嗽痰多，气逆胸闷，消化不良，胃痛，津伤口渴，精神倦怠，跌仆损伤，痛经，经闭。 |
| **蒙医功效** | 止咳祛痰，活血散瘀，消食化滞。用于咳嗽痰多，慢性支气管炎，胸满，食积，胃痛，经闭，"巴达干宝日"病。 |

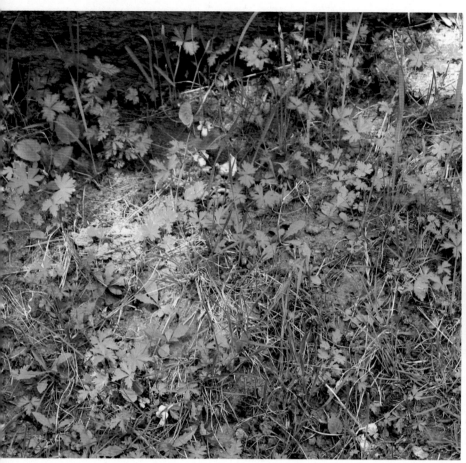
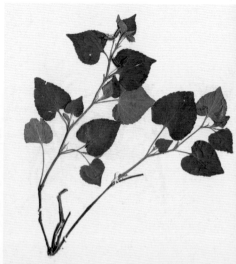
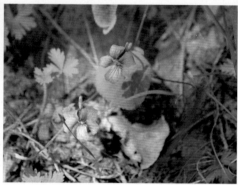

董菜科 Violaceae　董菜属 *Viola*

# 鸡腿董菜 *Viola acuminata* Ldb.

| | |
|---|---|
| **别　　名** | 鸡腿菜、鸡蹬腿、红铧头草。 |
| **蒙 文 名** | 奥古特图 – 尼勒 – 其其格。 |
| **药用部位** | 中药：全草（鸡腿董菜）。 |
| **生长环境** | 生于杂木林林下、林缘、灌丛、山坡草地或溪谷湿地等处。 |
| **中医功效** | 清热解毒，消肿止痛。用于肺热咳嗽，疮疖肿毒，跌仆肿痛。 |

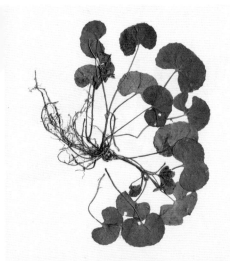

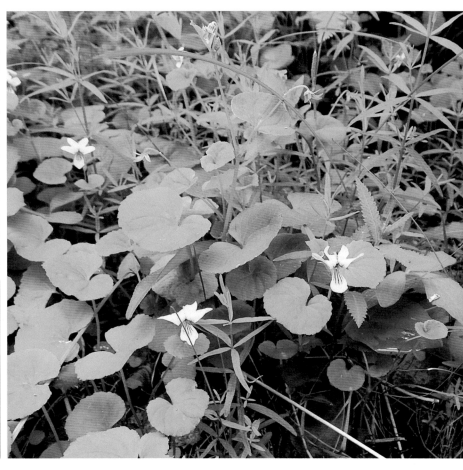

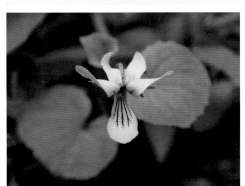

董菜科 Violaceae　董菜属 *Viola*

# 双花董菜 *Viola biflora* L.

| | |
|---|---|
| **别　　名** | 短距董菜、谷穗补。 |
| **蒙 文 名** | 好斯－其文图－尼勒－其其格。 |
| **药用部位** | 中药：全草（双花董菜）。 |
| **生长环境** | 生于高山及亚高山地带草甸、灌丛或林缘、岩石缝隙。 |
| **中医功效** | 发汗，止痛，清热解毒。用于感冒头痛，麻疹毒热，痈疮肿毒，跌仆损伤，大便秘结。 |

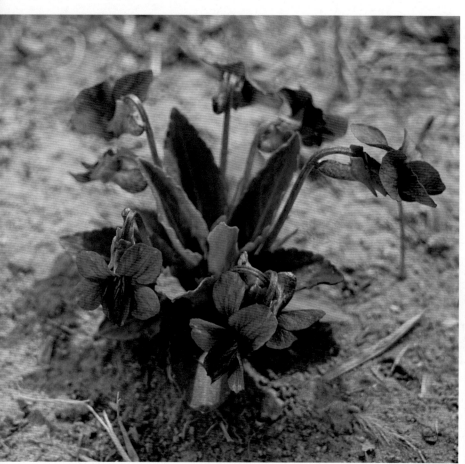
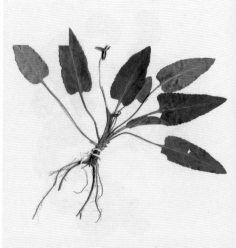
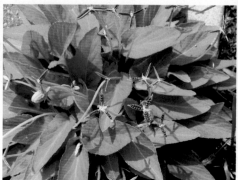

董菜科 Violaceae　董菜属 *Viola*

# 早开董菜 *Viola prionantha* Bge.

| | |
|---|---|
| **别　　名** | 紫花地丁。 |
| **蒙 文 名** | 合日其也斯图－尼勒－其其格。 |
| **药用部位** | 中药：全草（紫花地丁）。 |
| | 蒙药：全草（合日其也斯图－尼勒－其其格）。 |
| **生长环境** | 生于山坡草地、沟边、宅旁等向阳处。 |
| **中医功效** | 清热解毒，凉血消肿。用于痈疽疔疮，黄疸，痢疾，泄泻，麻疹热毒，目赤，咽喉肿痛，瘰疬，烫火伤，毒蛇咬伤。 |
| **蒙医功效** | 清热，解毒。用于"协日"病，黄疸，"赫依"热，肝火，胆热。 |

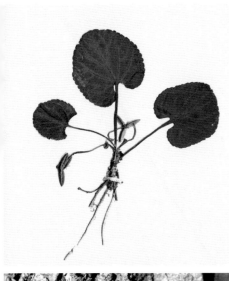

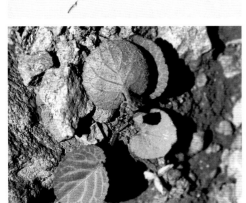

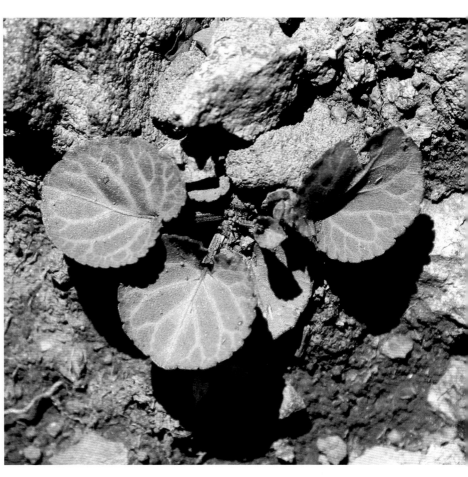

董菜科 Violaceae　董菜属 *Viola*

# 斑叶董菜 *Viola variegata* Fisch. ex Link

| | |
|---|---|
| **别　　名** | 天蹄。 |
| **蒙 文 名** | 导拉布图 – 尼勒 – 其其格。 |
| **药用部位** | 中药：全草（斑叶董菜）。 |
| **生长环境** | 生于山坡草地、林下、灌丛或阴处岩石缝隙中。 |
| **中医功效** | 清热解毒，止痛，凉血，止血。用于疔疮肿毒，乳痈，目赤肿痛，创伤出血。 |

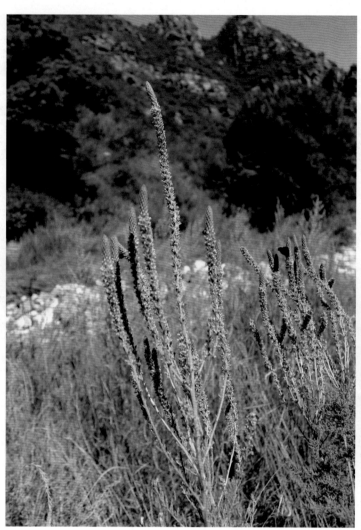
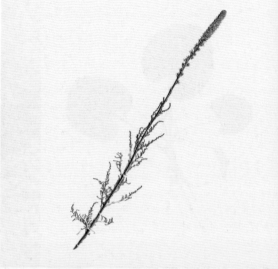
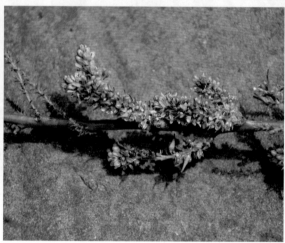

柽柳科 Tamaricaceae　水柏枝属 *Myricaria*

# 宽苞水柏枝 *Myricaria bracteata* Royle

**别　　名**　河柏、水柽柳、臭红柳。

**蒙 文 名**　哈日－巴拉古纳。

**药用部位**　中药：嫩枝（河柏）。

　　　　　　蒙药：嫩枝（哈日－巴拉古纳）。

**生长环境**　生于河谷砂砾质河滩、湖边沙地或山前冲积扇砂砾质戈壁上。

**中医功效**　发表，透疹。用于麻疹不透，风湿痹痛，皮肤瘙痒，血热酒毒。

**蒙医功效**　清热，解毒，透疹，燥"协日乌素"。用于毒热，肉毒症，"反变毒"，麻疹不透，陈热，血热，伏热，"协日乌素"病。

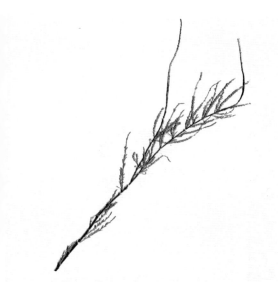

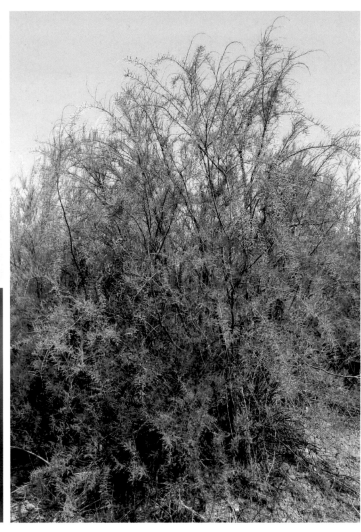

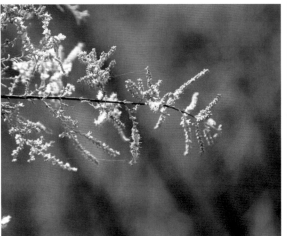

柽柳科 Tamaricaceae　柽柳属 *Tamarix*

# 柽柳 *Tamarix chinensis* Lour.

| | |
|---|---|
| **别　　名** | 垂丝柳、西河柳、红柳。 |
| **蒙文名** | 苏海。 |
| **药用部位** | 中药：嫩枝叶（柽柳）。 |
| | 蒙药：嫩枝叶（苏海）。 |
| **生长环境** | 生于河流冲积平原、海滨、滩头、潮湿盐碱地或沙荒地。 |
| **中医功效** | 发表透疹，解毒，利尿，祛风除湿。用于感冒，麻疹不透，风疹身痒，小便不利，风湿关节痛。 |
| **蒙医功效** | 清热解毒，透疹，燥"协日乌素"。用于毒热，肉毒症，"反变毒"，血热，陈热，伏热，"协日乌素"病，麻疹不透，皮肤瘙痒。 |

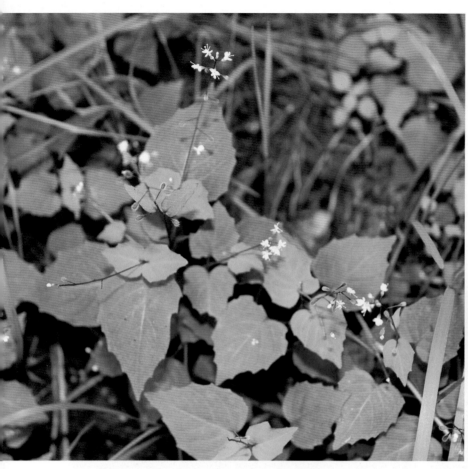
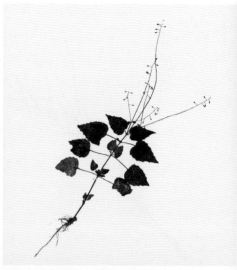
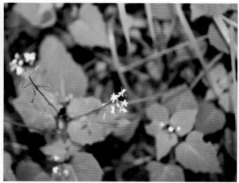

柳叶菜科 Onagraceae　露珠草属 *Circaea*

# 高山露珠草 *Circaea alpina* L.

| | |
|---|---|
| **别　　名** | 就就草、蛆儿草。 |
| **蒙 文 名** | 乌拉音 – 伊黑日 – 额布苏。 |
| **药用部位** | 中药：全草（高山露珠草）。 |
| **生长环境** | 生于阴湿地段或苔藓覆盖的岩石及枯木上。 |
| **中医功效** | 清热解毒。外用于脓肿疮疡，瘰疬，黄癣，湿疣。 |

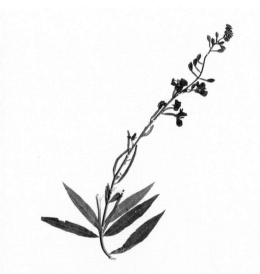
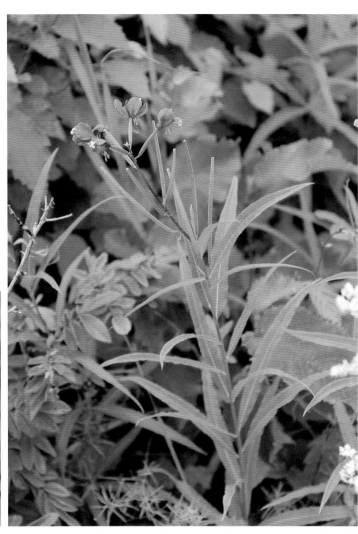
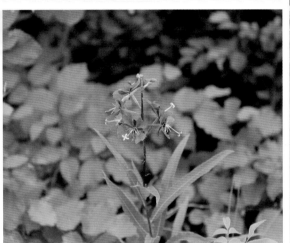

柳叶菜科 Onagraceae　柳叶菜属 *Epilobium*

# 柳兰 *Epilobium angustifolium* L.

| | |
|---|---|
| **别　　名** | 红筷子、遍山红。 |
| **蒙 文 名** | 呼崩－奥日耐特。 |
| **药用部位** | 中药：全草（柳兰）。 |
| **生长环境** | 生于山地、林缘、林间开阔地。 |
| **中医功效** | 调经活血，消肿止痛。用于月经不调，乳汁不下，关节扭伤，挫伤，骨折，阴囊肿大。 |

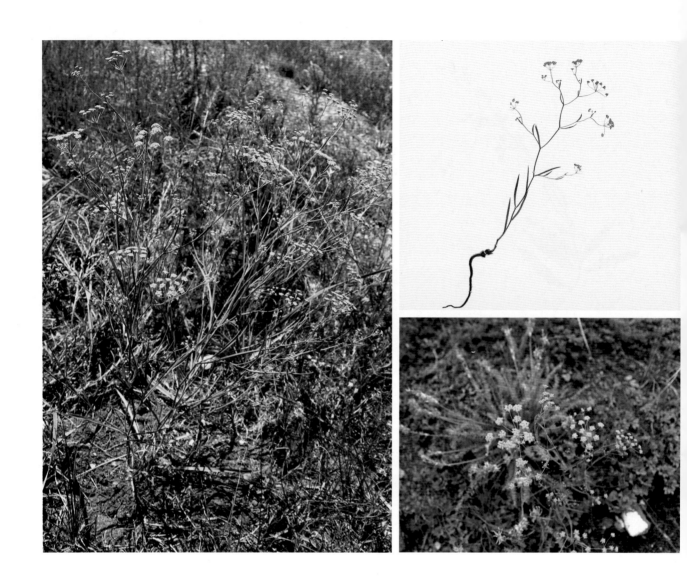

伞形科 Umbelliferae　柴胡属 *Bupleurum*

# 红柴胡 *Bupleurum scorzonerifolium* Willd.

| | |
|---|---|
| **别　　名** | 狭叶柴胡、南柴胡。 |
| **蒙 文 名** | 乌兰 – 宝日车 – 额布苏。 |
| **药用部位** | 中药：根（柴胡）。 |
| | 蒙药：根（乌兰 – 宝日车 – 额布苏）。 |
| **生长环境** | 生于干燥的草原或向阳山坡上、灌木林林缘。 |
| **中医功效** | 和解退热，疏肝解郁，升阳。用于寒热往来，胸满胁痛，口苦耳聋，肝炎，胆囊炎，月经不调，痛经，脱肛，子宫脱垂。 |
| **蒙医功效** | 清肺，止咳。用于肺热咳嗽，慢性支气管炎。 |

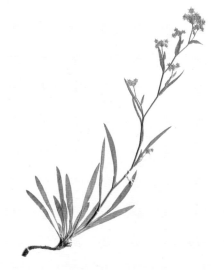

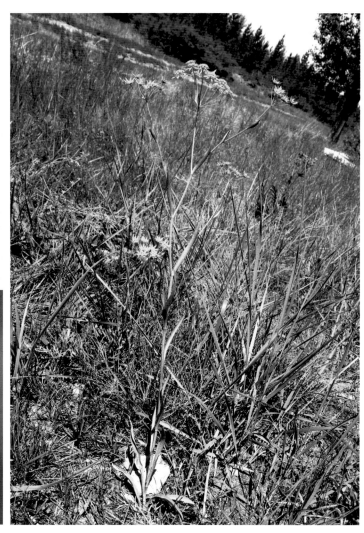

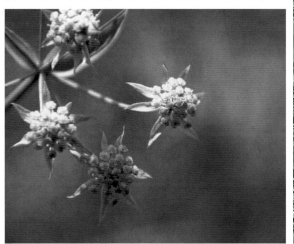

伞形科 Umbelliferae　柴胡属 *Bupleurum*

# 兴安柴胡 *Bupleurum sibiricum* Vest

| | |
|---|---|
| **别　　名** | 狭叶柴胡、南柴胡。 |
| **蒙 文 名** | 必安乃－宝日车－额布苏。 |
| **药用部位** | 中药：根（柴胡）。 |
| | 蒙药：根（必安乃－宝日车－额布苏）。 |
| **生长环境** | 生于山地草原、灌丛或林缘。 |
| **中医功效** | 和解退热，疏肝解郁，升阳。用于寒热往来，胸满胁痛，口苦耳聋，肝炎，胆囊炎，月经不调，痛经，脱肛，子宫脱垂。 |
| **蒙医功效** | 清肺，止咳。用于肺热咳嗽，慢性支气管炎。 |

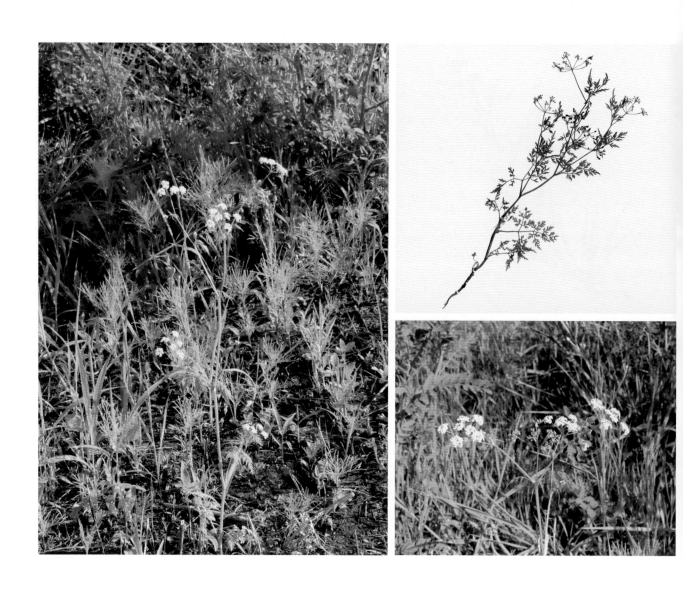

伞形科 Umbelliferae  峨参属 *Anthriscus*

# 峨参 *Anthriscus sylvestris* (L.) Hoffm.

| | |
|---|---|
| **别　名** | 胡萝卜缨子。 |
| **蒙文名** | 塔林－哈如木吉。 |
| **药用部位** | 中药：根（峨参）。 |
| **生长环境** | 生于山坡林缘、灌木林下、山谷溪边。 |
| **中医功效** | 补中益气，祛瘀生新。用于脾虚腹胀，四肢无力，肺虚咳嗽，尿频，跌仆损伤，水肿。 |

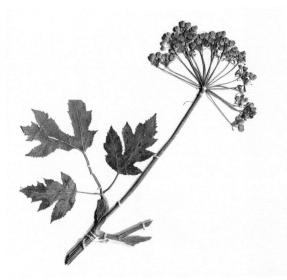

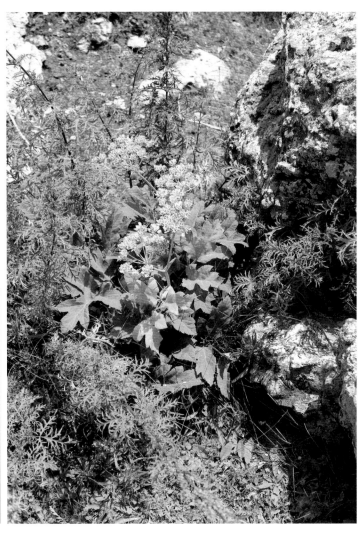

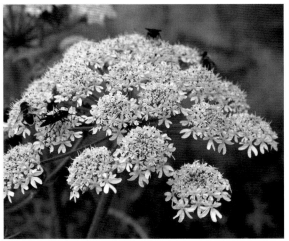

伞形科 Umbelliferae　独活属 *Heracleum*

# 短毛独活 *Heracleum moellendorffii* Hance

**别　　名**　东北牛防风、大叶芹、老山芹。

**蒙 文 名**　巴勒其格 – 干那。

**药用部位**　中药：根（短毛独活）。

　　　　　　蒙药：根（巴勒其格 – 干那）。

**生长环境**　生于阴坡山沟旁、林缘或草甸。

**中医功效**　发表，祛风除湿。用于风寒感冒，头痛，风湿痹痛，腰腿酸痛。

**蒙医功效**　杀"粘"，止血，燥"协日乌素"。用于"发症"，结喉，瘟疫，各种出血。

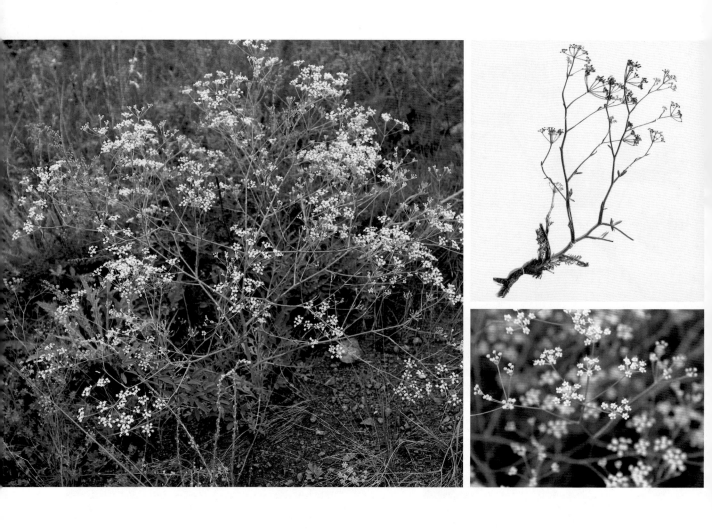

伞形科 Umbelliferae　防风属 *Saposhnikovia*

# 防风 *Saposhnikovia divaricata* (Turcz.) Schischk.

**别　　名**　北防风、关防风。

**蒙 文 名**　疏古日根。

**药用部位**　中药：根（防风）。

**生长环境**　生于草原、丘陵、多砾石山坡。

**中医功效**　祛风解表，胜湿止痛，解痉。用于外感风寒，头痛，身痛，风湿关节痛，皮肤瘙痒，风疹，破伤风。

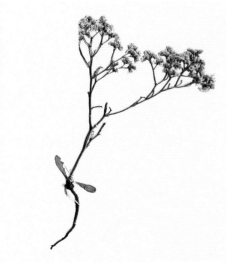

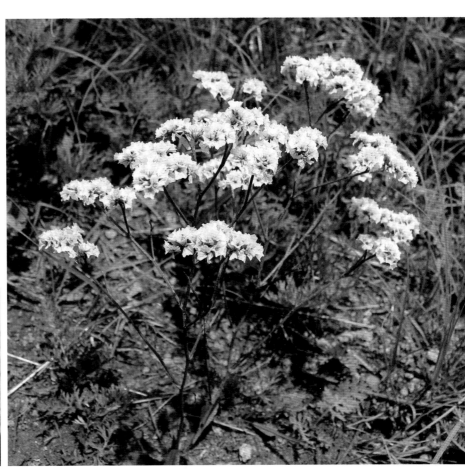

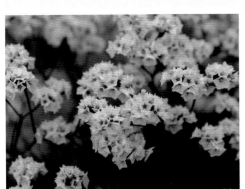

白花丹科 Plumbaginaceae　补血草属 *Limonium*

# 二色补血草 *Limonium bicolor* (Bge.) Kuntze

| | |
|---|---|
| **别　　名** | 燎眉蒿、扫帚草、匙叶草。 |
| **蒙文名** | 义拉干 - 其其格。 |
| **药用部位** | 中药：全草（补血草）。 |
| **生长环境** | 生于平原地区、山坡下部、丘陵或海滨，喜生于含盐的钙质土上或沙地。 |
| **中医功效** | 补血，止血，活血调经，温中健脾，滋补强壮。用于月经不调，崩漏出血，尿血，身体虚弱，食欲不振，胃脘痛。 |

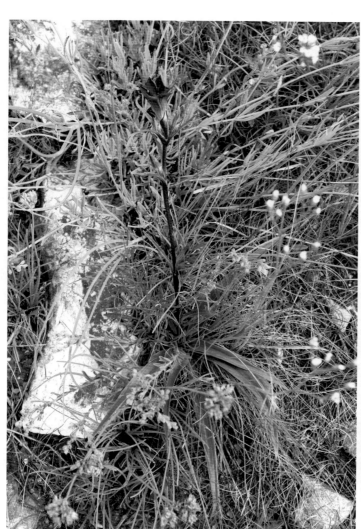
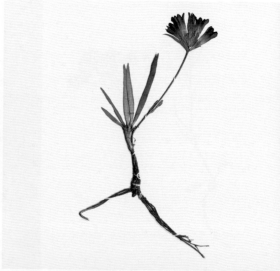
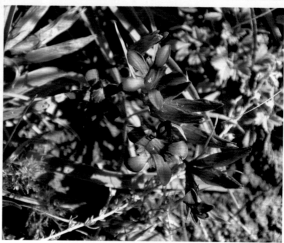

龙胆科 Gentianaceae　龙胆属 *Gentiana*

# 达乌里秦艽 *Gentiana dahurica* Fisch.

| | |
|---|---|
| **别　　名** | 小秦艽、坚龙胆、蓝花根。 |
| **蒙 文 名** | 达古日－主力格－其木格。 |
| **药用部位** | 中药：根（秦艽）。 |
| | 蒙药：花（哈日－基立吉）。 |
| **生长环境** | 生于山坡草地、灌丛、林下或山谷中。 |
| **中医功效** | 祛风除湿，止痛，退虚热。用于风湿痹痛，筋脉拘挛，骨蒸潮热，小儿疳热，黄疸。 |
| **蒙医功效** | 清热，消肿，燥"协日乌素"。用于丹毒，"发症"，痈疖，黄水疮，扁桃体炎，关节疼痛，青腿病，肝胆热。 |

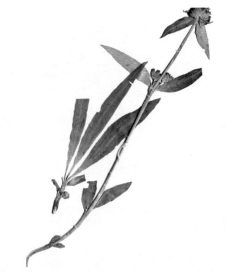

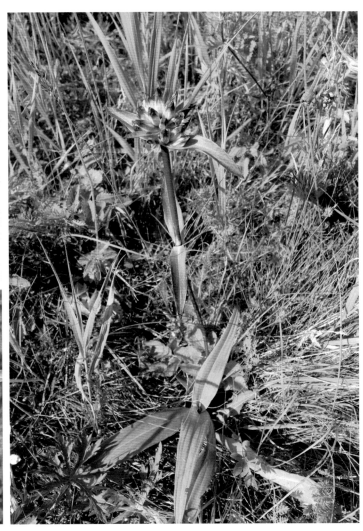

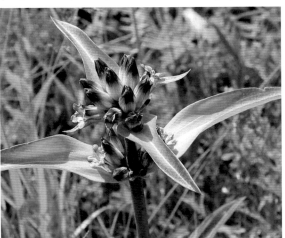

龙胆科 Gentianaceae　龙胆属 *Gentiana*

# 秦艽 *Gentiana macrophylla* Pall.

| | |
|---|---|
| **别　　名** | 大叶龙胆、大叶秦艽、西秦艽。 |
| **蒙 文 名** | 哈日－基立吉。 |
| **药用部位** | 中药：根（秦艽）。 |
| | 蒙药：花（哈日－基立吉）。 |
| **生长环境** | 生于河滩、路旁、水沟边、山坡草地、草甸、林下或林缘。 |
| **中医功效** | 祛风除湿，止痛，退虚热。用于风湿痹痛，筋脉拘挛，骨蒸潮热，小儿疳热，黄疸。 |
| **蒙医功效** | 清热，消肿，燥"协日乌素"。用于丹毒，"发症"，痈疖，黄水疮，扁桃体炎，关节疼痛，青腿病，肝胆热。 |

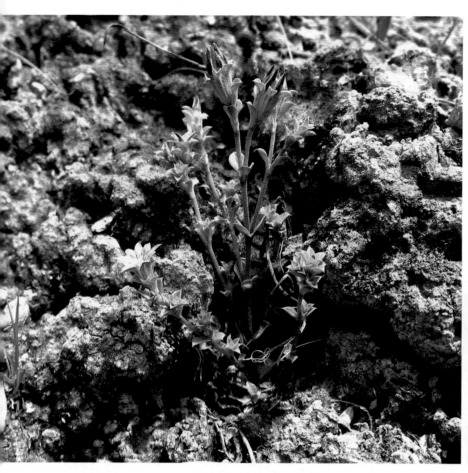
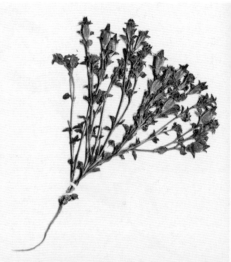
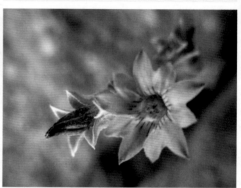

龙胆科 Gentianaceae　龙胆属 *Gentiana*

# 鳞叶龙胆 *Gentiana squarrosa* Ldb.

| | |
|---|---|
| **别　　名** | 小龙胆、龙胆地丁。 |
| **蒙 文 名** | 希日棍－主立根－其木格。 |
| **药用部位** | 中药：全草（石龙胆）。 |
| | 蒙药：全草（希日棍－主立根－其木格）。 |
| **生长环境** | 生于山坡、山谷、山顶、干草原、河滩、荒地、路边、灌丛或高山草甸。 |
| **中医功效** | 清热解毒，消肿。用于咽喉肿痛，目赤肿痛，恶疮肿毒，肠痈，瘰疬。 |
| **蒙医功效** | 利胆，退黄，清热，治伤，排脓。用于发热，头痛，口干，黄疸，肝胆热，伤热。 |

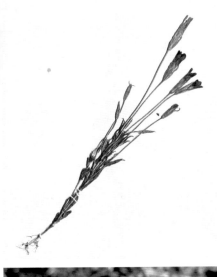

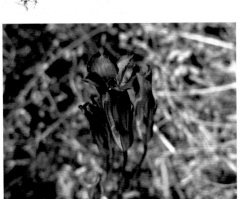

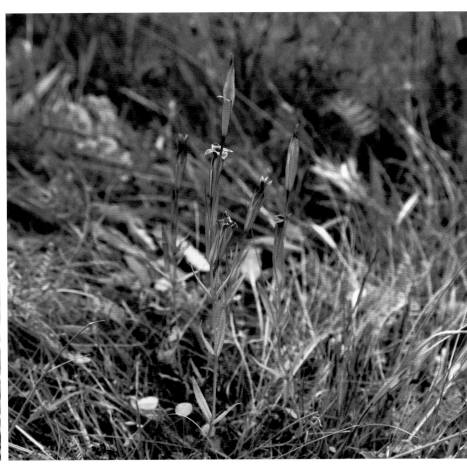

龙胆科 Gentianaceae　扁蕾属 *Gentianopsis*

# 扁蕾 *Gentianopsis barbata* (Froel.) Ma

| | |
|---|---|
| **别　　名** | 苦龙胆。 |
| **蒙 文 名** | 哈日－特木尔－地格达。 |
| **药用部位** | 中药：全草（扁蕾）。 |
| | 蒙药：全草（哈日－特木尔－地格达）。 |
| **生长环境** | 生于水沟边、山坡草地、林下、灌丛、沙丘边缘。 |
| **中医功效** | 清热解毒，利胆，消肿。用于热病，黄疸，胸痛，肝炎，胆囊炎，头痛，外伤肿痛。 |
| **蒙医功效** | 清热，利胆，退黄，治伤。用于黄疸，肝胆热，头痛，肺热，胃热，发热。 |

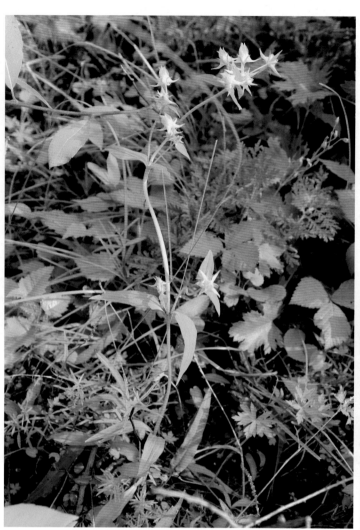
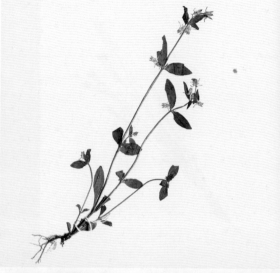
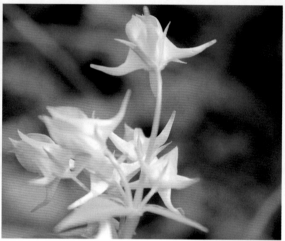

龙胆科 Gentianaceae  花锚属 *Halenia*

# 花锚 *Halenia corniculata* (L.) Cornaz

| | |
|---|---|
| **别　　名** | 西伯利亚花锚、金锚。 |
| **蒙 文 名** | 希给拉－地格达。 |
| **药用部位** | 中药：全草（花锚）。 |
| | 蒙药：全草（希给拉－地格达）。 |
| **生长环境** | 生于山坡草地、林下或林缘。 |
| **中医功效** | 清热解毒，凉血止血。用于胁痛，胃痛，肝炎，胆囊炎，头痛头晕，脉管炎，外伤出血。 |
| **蒙医功效** | 清热，利胆，退黄，治伤。用于黄疸，头痛，发热，伤热，脉热。 |

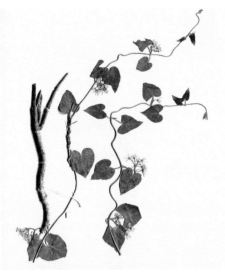

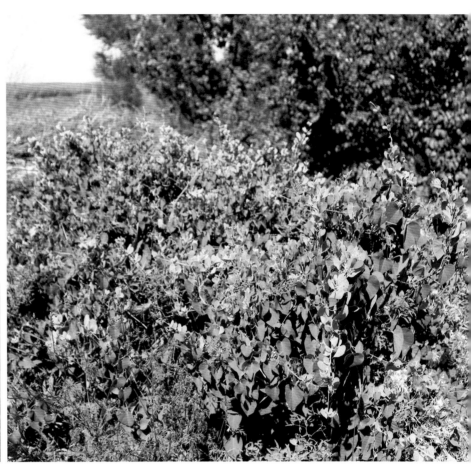

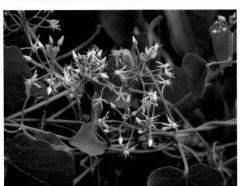

萝藦科 Asclepiadaceae  鹅绒藤属 *Cynanchum*

# 鹅绒藤 *Cynanchum chinense* R. Br.

| | |
|---|---|
| **别　　名** | 羊奶角角、牛皮消、祖马花。 |
| **蒙 文 名** | 哲乐特 – 特木根 – 呼呼。 |
| **药用部位** | 中药：根、乳汁（鹅绒藤）。<br>蒙药：全草（哲乐特 – 特木根 – 呼呼）。 |
| **生长环境** | 生于山坡向阳灌木丛中或路旁、河畔、田埂边。 |
| **中医功效** | 根，祛风解毒，健胃止痛。用于风湿痛，腰痛，胃痛，小儿食积。乳汁，蚀赘疣。外用于赘疣。 |
| **蒙医功效** | 清"协日"，止泻。用于脏腑"协日"病，热泻，肠刺痛。 |

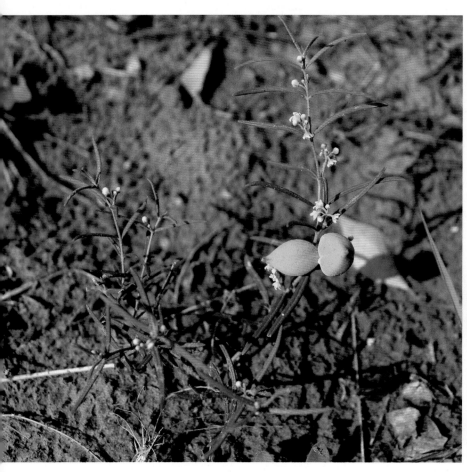
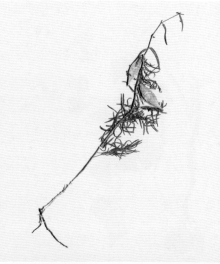
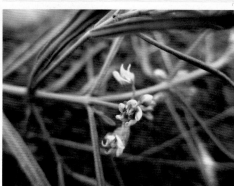

萝藦科 Asclepiadaceae　鹅绒藤属 *Cynanchum*

# 地梢瓜 *Cynanchum thesioides* (Freyn) K. Schum.

| | |
|---|---|
| **别　　名** | 野生雀瓢、羊角、奶瓜。 |
| **蒙 文 名** | 特木根 – 呼呼。 |
| **药用部位** | 中药：带果实的全草（地梢瓜）。 |
| | 蒙药：种子（特木根 – 呼呼）。 |
| **生长环境** | 生于山坡、沙丘或干旱山谷、荒地、田边等处。 |
| **中医功效** | 益气，通乳，清热降火，生津止渴。用于气血亏虚，乳汁不足，咽喉肿痛，津伤口渴；外用于赘疣。 |
| **蒙医功效** | 清"协日"，止泻。用于身目发黄，脏腑"协日"病，肠刺痛，热泻。 |

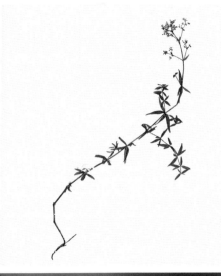

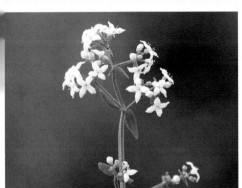

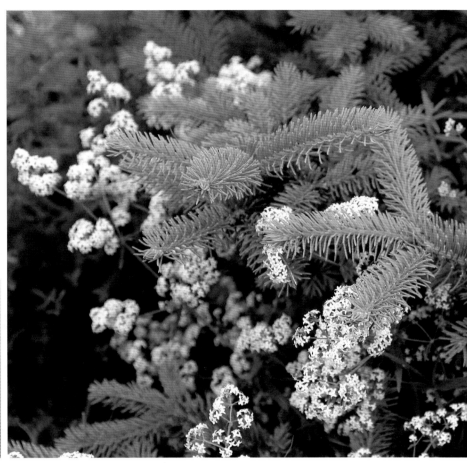

茜草科 Rubiaceae 拉拉藤属 *Galium*

# 北方拉拉藤 *Galium boreale* L.

| | |
|---|---|
| **别　　名** | 砧草。 |
| **蒙 文 名** | 查干－乌如木杜乐。 |
| **药用部位** | 中药：全草（北方拉拉藤）。 |
| | 蒙药：全草（查干－乌如木杜乐）。 |
| **生长环境** | 生于山坡、河滩、沟边、田边、草地。 |
| **中医功效** | 祛风止痛，清热解毒。用于腰腿酸痛，头痛，痈疮肿痛，瘰疬，各种皮肤病，目赤肿痛。 |
| **蒙医功效** | 平息"协日"，止血，治伤，接骨，利尿。用于黄疸，不思饮食，头痛，尿血，各种出血，金伤，骨折。 |

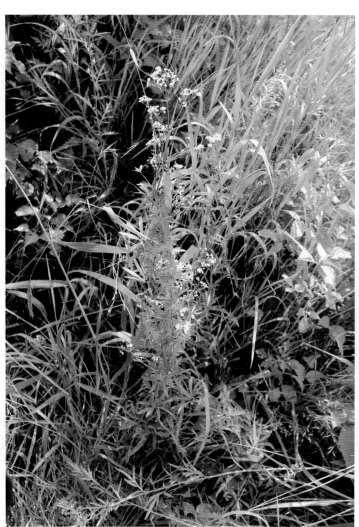
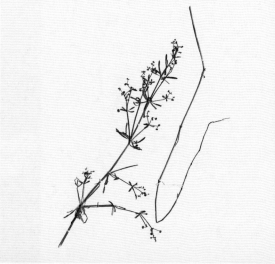
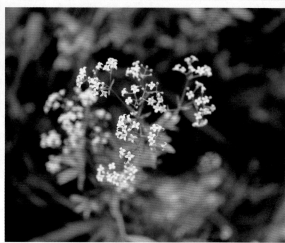

茜草科 Rubiaceae　拉拉藤属 *Galium*

# 中亚车轴草 *Galium rivale* (Sibth. et Smith) Griseb.

**别　　名**　拉拉藤、爬拉殃、八仙草。

**药用部位**　中药：全草（北方拉拉藤）。

**生长环境**　生于山坡、河滩、沟边、田边、草地。

**中医功效**　清热解毒，消肿止痛，利尿，散瘀。用于淋浊，尿血，跌仆损伤，肠痈，疖肿，
　　　　　　　中耳炎。

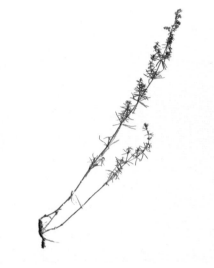

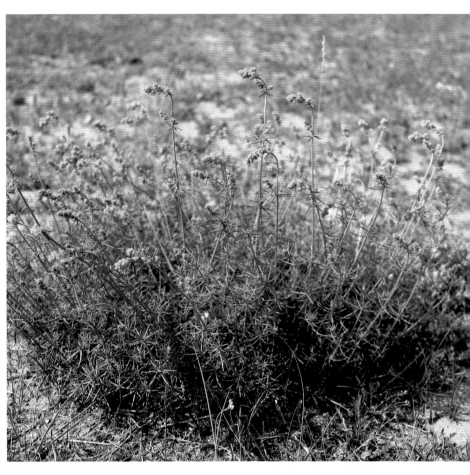

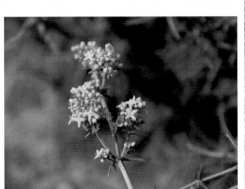

茜草科 Rubiaceae　拉拉藤属 *Galium*

# 蓬子菜 *Galium verum* L.

| 别　　名 | 松叶草。 |
| --- | --- |
| 蒙 文 名 | 乌如木杜乐。 |
| 药用部位 | 中药：全草（蓬子菜）。 |
| 生长环境 | 生于山地、河滩、旷野、沟边、草地、灌丛或林下。 |
| 中医功效 | 清热解毒，活血行瘀，除湿止痒。用于肝炎，咽喉肿痛，痈疮肿毒，跌仆损伤，荨麻疹，月经不调，腹痛。 |

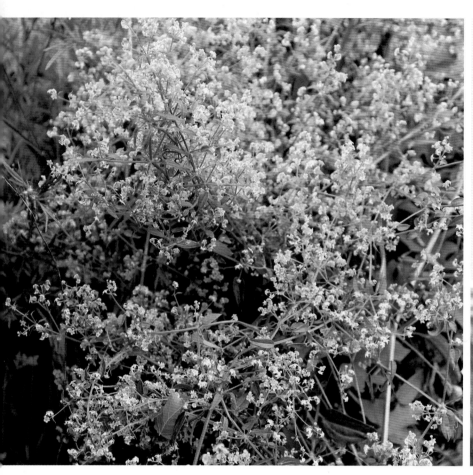
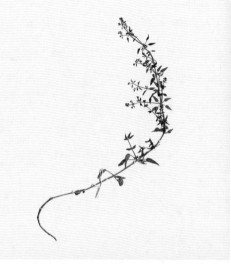
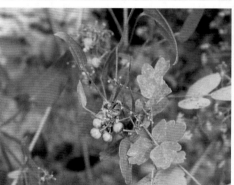

茜草科 Rubiaceae　茜草属 *Rubia*

# 茜草 *Rubia cordifolia* L.

| | |
|---|---|
| **别　名** | 红丝线。 |
| **蒙文名** | 马日纳。 |
| **药用部位** | 中药：根及根茎（茜草）。 |
| | 蒙药：根及根茎（马日纳）。 |
| **生长环境** | 生于疏林、林缘、灌丛或草地。 |
| **中医功效** | 凉血止血，活血行瘀。用于吐血，衄血，尿血，便血，崩漏，经闭，腹痛，痈疮肿毒，风湿痹痛，肝炎；外用于跌仆损伤，神经性皮炎。 |
| **蒙医功效** | 清血热，止血，止泻。用于血热，吐血，衄血，子宫出血，尿血，肾热，肺热，麻疹，肠刺痛，肠热腹泻。 |

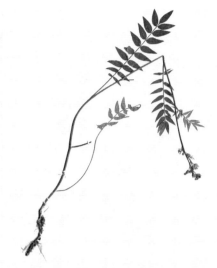
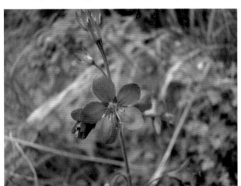
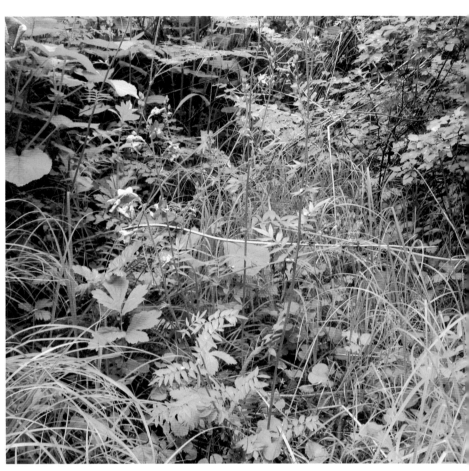

花葱科 Polemoniaceae　花葱属 *Polemonium*

# 中华花葱 *Polemonium coeruleum* Linn. var. *chinense* Brand

| | |
|---|---|
| **别　　名** | 丝花花葱。 |
| **蒙 文 名** | 囊给得－伊音吉－布古日乐。 |
| **药用部位** | 中药：根及根茎（花葱）。 |
| **生长环境** | 生于山地林下、林缘、草甸或沟谷。 |
| **中医功效** | 祛痰，镇静止血。用于咳嗽痰多，咯血，吐血，便血，月经过多，崩漏下血，癫痫，失眠。 |

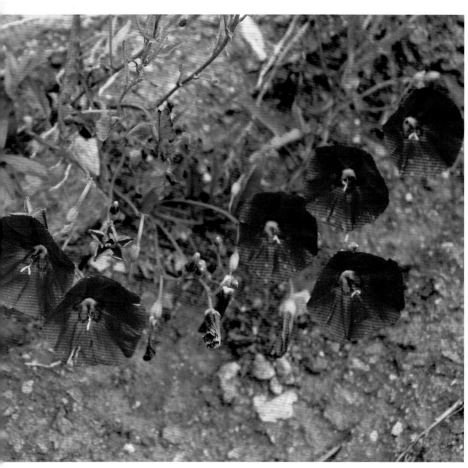
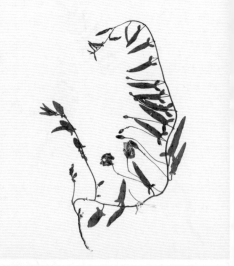
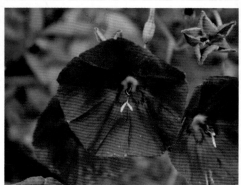

旋花科 Convolvulaceae　旋花属 *Convolvulus*

# 田旋花 *Convolvulus arvensis* L.

**别　　名**　中国旋花、箭叶旋花、野牵牛。

**蒙 文 名**　塔拉音 – 色格日根讷。

**药用部位**　中药：全草（田旋花）。

**生长环境**　生于耕地或荒坡草地。

**中医功效**　祛风，止痒，止痛。用于风湿关节痛，神经性皮炎；外用于牙痛。

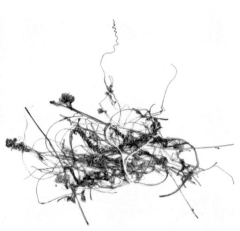

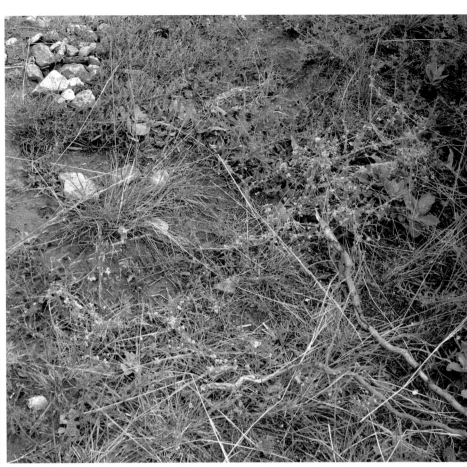

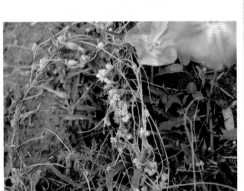

旋花科 Convolvulaceae　菟丝子属 *Cuscuta*

# 菟丝子 *Cuscuta chinensis* Lam.

| | |
|---|---|
| **别　　名** | 豆寄生、无根草、黄丝。 |
| **蒙 文 名** | 希日 – 奥日 – 阳古。 |
| **药用部位** | 中药：种子（菟丝子）。 |
| | 蒙药：种子（希日 – 奥日 – 阳古）。 |
| **生长环境** | 生于田边、山坡阳处、路边灌丛或海边沙丘，通常寄生于豆科、菊科、藜藜科等多种植物上。 |
| **中医功效** | 补肝肾，益精，明目，安胎。用于腰膝酸软，阳痿，遗精，尿频，小便余沥，胎动不安。 |
| **蒙医功效** | 清热解毒。用于肝热，肺热，脉热，毒热，遗精，腰腿酸痛。 |

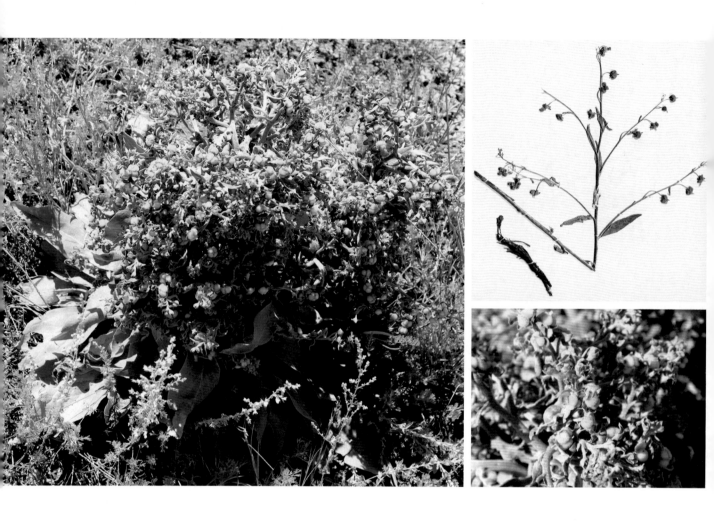

紫草科 Boraginaceae  琉璃草属 *Cynoglossum*

# 大果琉璃草 *Cynoglossum divaricatum* Staph. ex Lehm.

| | |
|---|---|
| **别　　名** | 琉璃草、蓝布裙。 |
| **蒙 文 名** | 趟给－章古。 |
| **药用部位** | 中药：果实、根（琉璃草）。 |
| **生长环境** | 生于干山坡、草地、沙丘、石滩或路边。 |
| **中医功效** | 果实，收敛止泻。用于小儿腹泻。根，清热解毒。用于咽喉肿痛，痈疮疖肿。 |

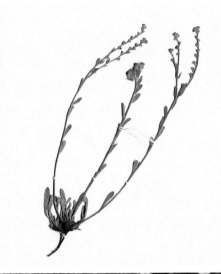

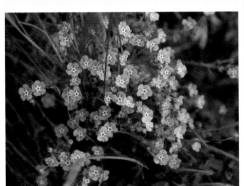

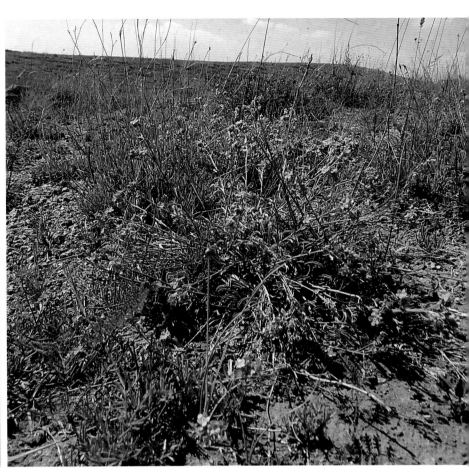

紫草科 Boraginaceae　齿缘草属 *Eritrichium*

# 石生齿缘草 *Eritrichium rupestre* (Pall.) Bge.

| | | |
|---|---|---|
| **别　　名** | 蓝梅、哈德奈－巴特哈。 | |
| **蒙 文 名** | 额布森－得瓦。 | |
| **药用部位** | 中药：全草（齿缘草）。 | |
| | 蒙药：全草（额布森－得瓦）。 | |
| **生长环境** | 生于山地草原、石质坡地。 | |
| **中医功效** | 清热解毒。用于感冒，发热，温热病，脉管炎。 | |
| **蒙医功效** | 杀"粘"，清热，解毒。用于瘟热，流行性感冒，游脉"协日"病，"协日"热。 | |

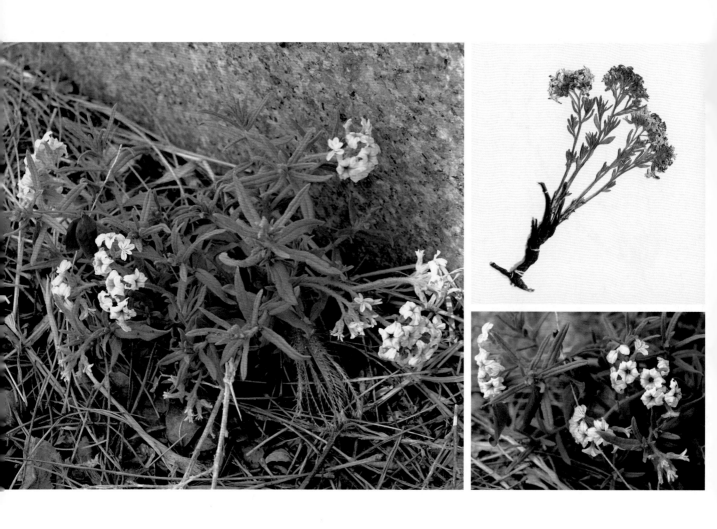

紫草科 Boraginaceae　砂引草属 *Messerschmidia*

# 细叶砂引草 *Messerschmidia sibirica* L. var. *angustior* (DC.) W. T. Wang

| | |
|---|---|
| **别　　名** | 紫丹草、挠挠糖。 |
| **蒙 文 名** | 好吉格日－额布斯。 |
| **药用部位** | 中药：全草（砂引草）。 |
| **生长环境** | 生于沙地、盐生草甸、干河沟边。 |
| **中医功效** | 排脓敛疮。用于瘰疬，疮疡溃破，久不收口，皮肤湿疹。 |

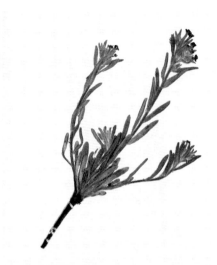
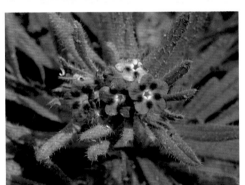
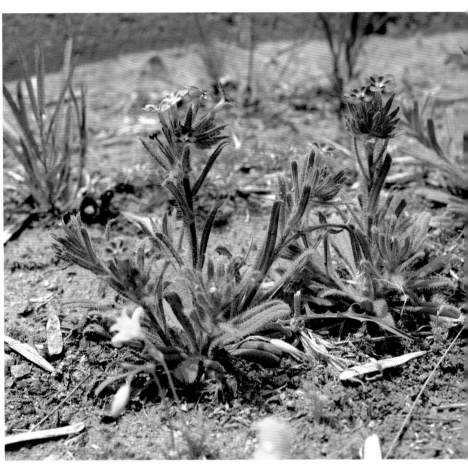

紫草科 Boraginaceae　紫筒草属 *Stenosolenium*

# 紫筒草 *Stenosolenium saxatiles* (Pall.) Turcz.

| | |
|---|---|
| **别　　名** | 白毛草、伏地蜈蚣草。 |
| **蒙 文 名** | 敏吉音－扫日。 |
| **药用部位** | 中药：全草或根（紫筒草）。 |
| | 蒙药：全草（敏吉音－扫日）。 |
| **生长环境** | 生于低山、丘陵及平原地区的草地、路旁、田边等处。 |
| **中医功效** | 全草，祛风除湿。用于风湿关节痛。根，清热凉血，止血，止咳。用于麻疹透发不畅，吐血，衄血，肺热咳嗽。 |
| **蒙医功效** | 清热，止血，止咳。用于肺热咳嗽，肾热，血热，吐血。 |

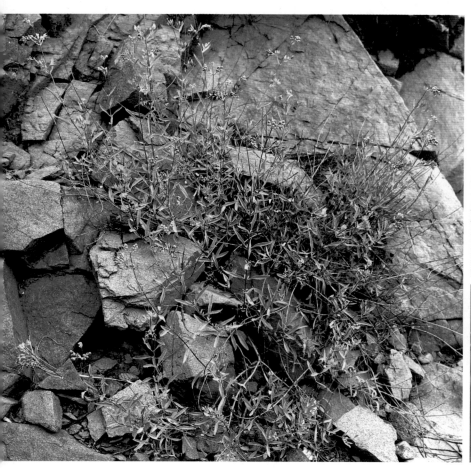
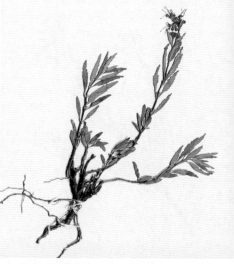
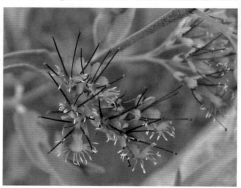

马鞭草科 Verbenaceae 莸属 *Caryopteris*

# 蒙古莸 *Caryopteris mongholica* Bunge

| | |
|---|---|
| **别 名** | 白蒿、蓝花茶、山狼毒。 |
| **蒙文名** | 道嘎日嘎那。 |
| **药用部位** | 中药：全草（蒙古莸）。 |
| | 蒙药：全草（道嘎日嘎那）。 |
| **生长环境** | 生于干旱坡地、沙丘荒野或干旱碱质土壤。 |
| **中医功效** | 温中理气，祛风除湿，止痛，利水。用于脘腹胀痛，消化不良，风湿痹痛，小便不利，浮肿。 |
| **蒙医功效** | 祛寒，健胃，止咳，壮身。用于"巴达干"病，消化不良，肺寒干咳，浮肿。 |

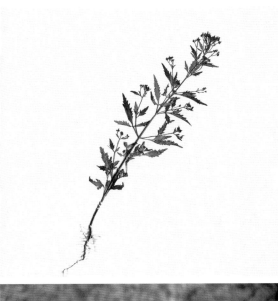

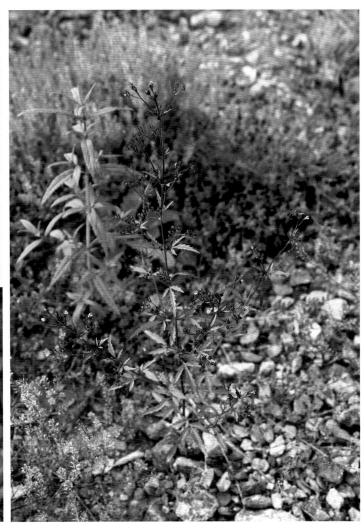

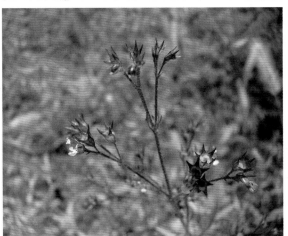

唇形科 Labiatae　水棘针属 *Amethystea*

# 水棘针 *Amethystea caerulea* L.

| | |
|---|---|
| **别　　名** | 山油子、土荆芥、细叶山紫苏。 |
| **蒙 文 名** | 巴西戈。 |
| **药用部位** | 中药：全草（水棘针）。 |
| **生长环境** | 生于田边旷野、河岸沙地、开阔路边或溪旁。 |
| **中医功效** | 疏风解表，宣肺平喘。用于感冒，咳嗽气喘。 |

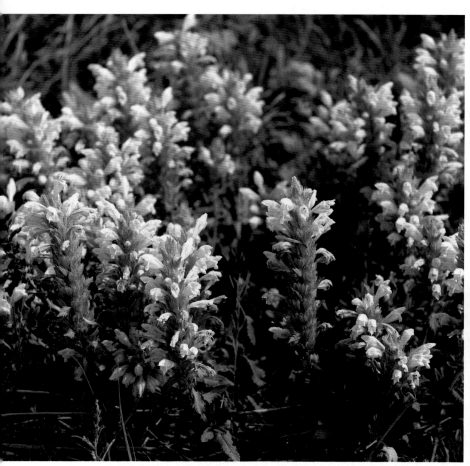
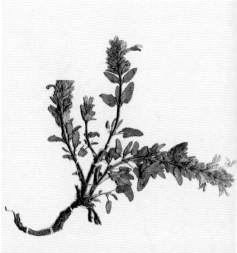
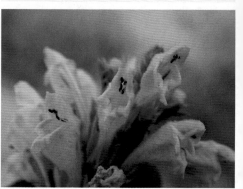

唇形科 Labiatae　青兰属 *Dracocephalum*

# 白花枝子花 *Dracocephalum heterophyllum* Benth.

**别　名**　异叶青兰、白花甜蜜蜜。

**蒙文名**　查干－比日羊古。

**药用部位**　中药：全草（白花枝子花）。

**生长环境**　生于山地草原多石干燥地区。

**中医功效**　清肺止咳，清肝泻火，散郁结。用于肺热咳嗽，肝火头晕，目赤肿痛，高血压病，瘿瘤，瘰疬，颈下核肿。

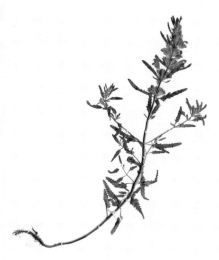

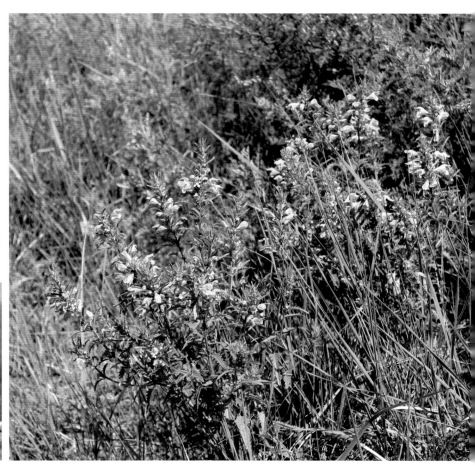

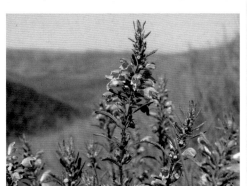

唇形科 Labiatae    青兰属 *Dracocephalum*

# 香青兰 *Dracocephalum moldavica* L.

| | |
|---|---|
| **别　　名** | 山薄荷、枝子花。 |
| **蒙文名** | 毕日阳古。 |
| **药用部位** | 中药：全草（香青兰）。 |
| | 蒙药：全草（毕日阳古）。 |
| **生长环境** | 生于干燥山地、山谷、河滩多石处。 |
| **中医功效** | 解表止痛，清热凉肝。用于感冒头痛，咽喉疼痛，咳嗽，黄疸，肝炎，痢疾。 |
| **蒙医功效** | 泻肝火，清胃热，燥"协日乌素"，止血，愈伤。用于黄疸，肝热，胃扩散热，食物中毒，胃痉挛，胃烧口苦，吐酸。 |

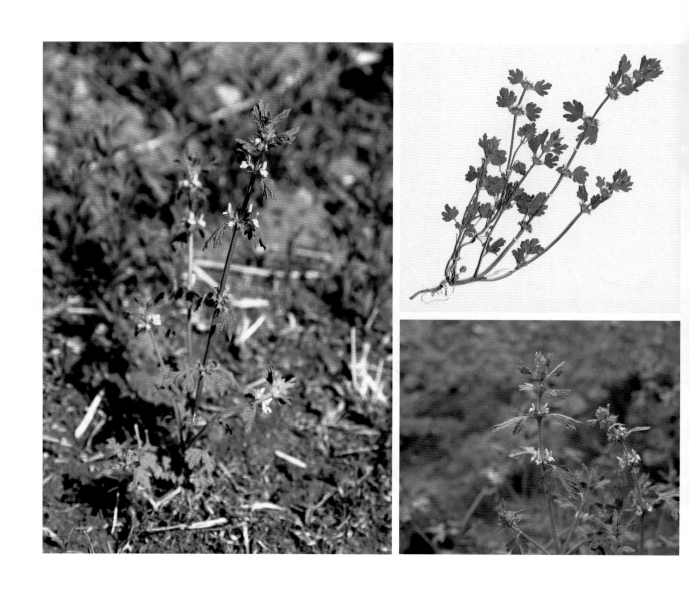

唇形科 Labiatae　夏至草属 *Lagopsis*

# 夏至草 *Lagopsis supina* (Steph. ex Willd.) Ik.-Gal. ex Knorr.

**别　　名**　　小益母草、白花夏枯草。

**蒙 文 名**　　查干 – 西莫体格。

**药用部位**　　中药：全草（夏至草）。

　　　　　　　蒙药：全草（查干 – 西莫体格）。

**生长环境**　　生于田野、路旁、村边。

**中医功效**　　有小毒。养血，调经。用于血虚头痛，半身不遂，月经不调。

**蒙医功效**　　利尿，退翳。用于沙眼，结膜炎，遗尿。

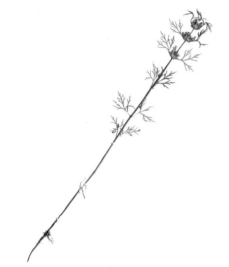

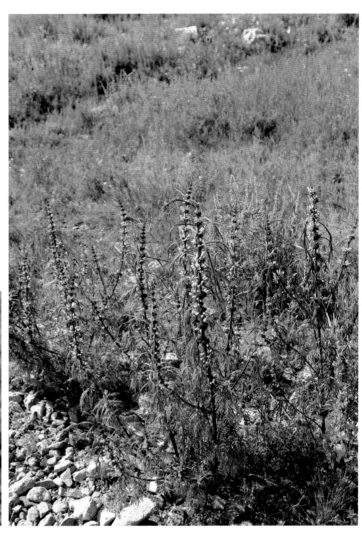

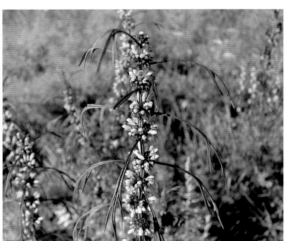

唇形科 Labiatae　益母草属 *Leonurus*

# 细叶益母草 *Leonurus sibiricus* L.

| | |
|---|---|
| **别　　名** | 四美草、风葫芦草。 |
| **蒙 文 名** | 那林－都日伯乐吉－额布斯。 |
| **药用部位** | 中药：全草（益母草）。 |
| | 蒙药：全草（那林－都日伯乐吉－额布斯）。 |
| **生长环境** | 生于石质、砂质草地上或松林中。 |
| **中医功效** | 活血祛瘀，调经，利水。用于月经不调，经闭，痛经，产后瘀血腹痛，恶露不尽，跌仆损伤，肾炎水肿，小便不利，痈疮肿毒。 |
| **蒙医功效** | 活血，调经，拨云退翳。用于产后腹痛，经闭，月经不调，痛经，瘀血症，血盛症，火眼，目翳。 |

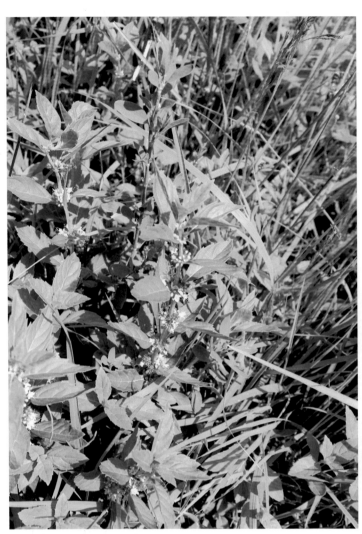
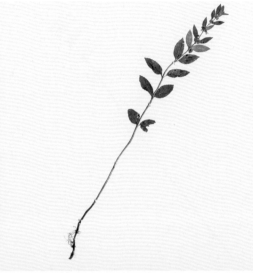
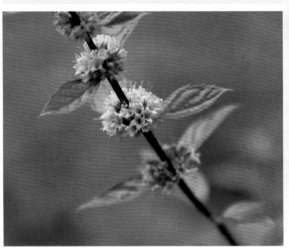

唇形科 Labiatae 薄荷属 *Mentha*

# 薄荷 *Mentha haplocalyx* Briq.

| | |
|---|---|
| **别　　名** | 野薄荷、夜息香。 |
| **蒙 文 名** | 巴德日阿希。 |
| **药用部位** | 中药：全草（薄荷）。 |
| | 蒙药：全草（巴德日阿希）。 |
| **生长环境** | 生于湖边、湿地或河边潮湿草地。 |
| **中医功效** | 疏风散热，清利头目，透疹。用于风热感冒，头痛，目赤，咽喉肿痛，牙痛，麻疹初起不畅，风疹，荨麻疹。 |
| **蒙医功效** | 祛风热，清头目。用于风热感冒，头痛，目赤，咽喉肿痛，口舌生疮，牙痛，荨麻疹，风疹。 |

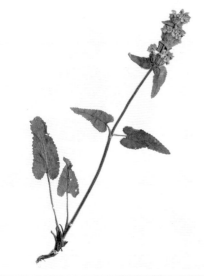

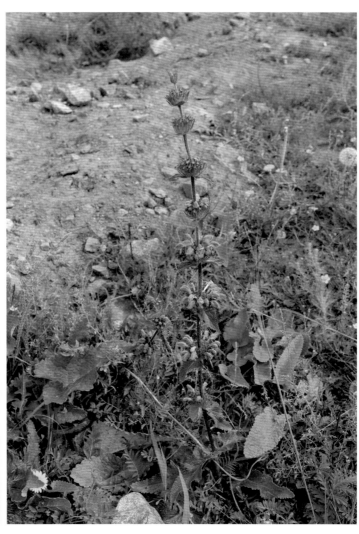

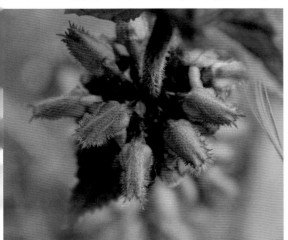

唇形科 Labiatae　糙苏属 *Phlomis*

# 尖齿糙苏 *Phlomis dentosa* Franch.

**别　　名**　毛尖。

**蒙 文 名**　阿日阿特－奥古乐今－土古日爱。

**药用部位**　蒙药：块根（阿日阿特－奥古乐今－土古日爱）。

**生长环境**　生于山坡草地。

**蒙医功效**　清热，止吐，消"奇哈"。用于感冒发热，鼻痒喷嚏，痰咳，咽热干燥，胸热，头痛，关节痛，骨、脉、肌"奇哈"病。

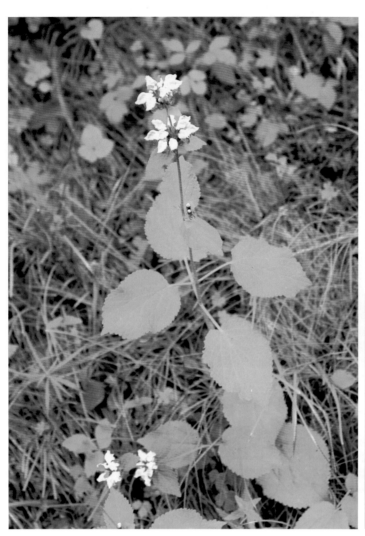
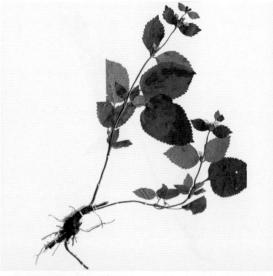
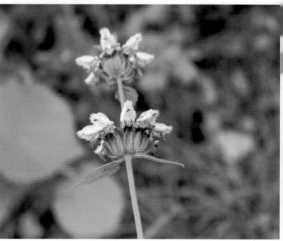

唇形科 Labiatae  糙苏属 *Phlomis*

# 糙苏 *Phlomis umbrosa* Turcz.

| | |
|---|---|
| **别　　名** | 大叶糙苏、山苏子。 |
| **蒙 文 名** | 奥古乐今－土古日爱。 |
| **药用部位** | 中药：全草或块根（糙苏）。 |
| | 蒙药：块根（奥古乐今－土古日爱）。 |
| **生长环境** | 生于湿草原或山沟中。 |
| **中医功效** | 有小毒。活血通经，解毒疗疮。用于月经不调，腹痛，疮痈肿毒，梅毒。 |
| **蒙医功效** | 清热，止吐，消"奇哈"。用于感冒发热，鼻痒喷嚏，痰咳，咽热干燥，胸热，头痛，关节痛，骨、脉、肌"奇哈"病。 |

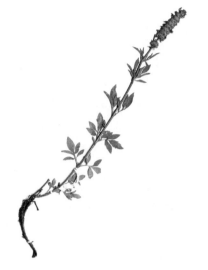

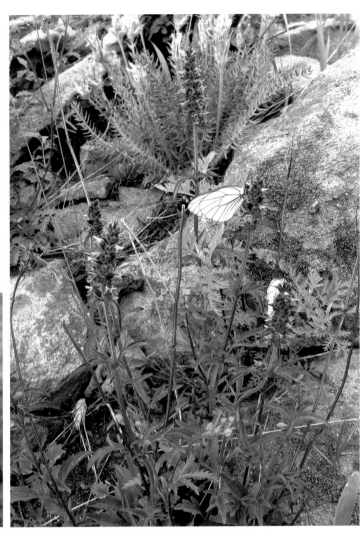

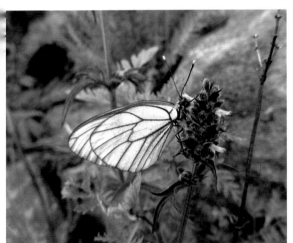

唇形科 Labiatae 裂叶荆芥属 *Schizonepeta*

# 多裂叶荆芥 *Schizonepeta multifida* (L.) Briq.

| | |
|---|---|
| **别　　名** | 大穗荆芥。 |
| **蒙 文 名** | 哈嘎日海－吉如各巴。 |
| **药用部位** | 中药：全草（荆芥）。 |
| **生长环境** | 生于林缘、灌丛、砂质平原、丘陵坡地、石质坡地、草原。 |
| **中医功效** | 疏风，解表，透疹。用于感冒，头痛，麻疹不透，荨麻疹，皮肤瘙痒。 |

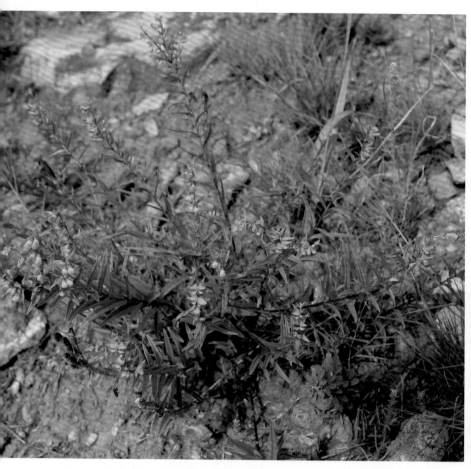
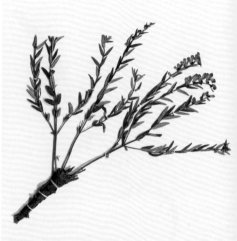
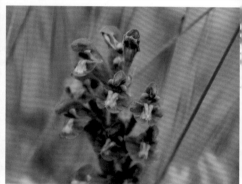

唇形科 Labiatae　黄芩属 *Scutellaria*

# 黄芩 *Scutellaria baicalensis* Georgi

| | |
|---|---|
| **别　　名** | 山茶根、黄芩茶、土金茶根。 |
| **蒙 文 名** | 混芩。 |
| **药用部位** | 中药：根（黄芩）。 |
| | 蒙药：根（混芩）。 |
| **生长环境** | 生于向阳草坡地、休荒地上。 |
| **中医功效** | 清热燥湿，泻火解毒，止血，安胎。用于温病发热，肺热咳嗽，咯血，湿热痢疾，黄疸，肝炎，目赤肿痛，胎动不安，疮痈肿毒。 |
| **蒙医功效** | 清热解毒。用于毒热，"粘"热，肺热咳嗽，口渴。 |

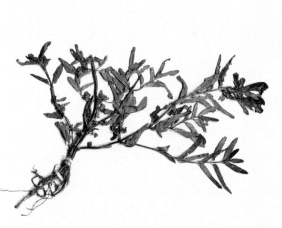

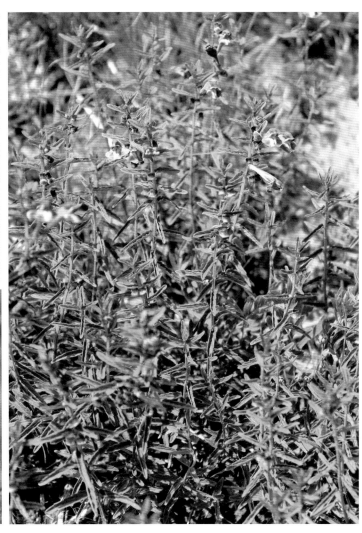

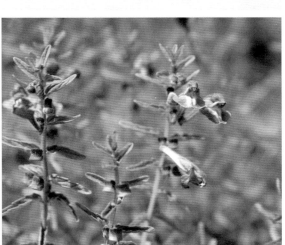

唇形科 Labiatae　黄芩属 *Scutellaria*

# 并头黄芩 *Scutellaria scordifolia* Fisch. ex Schrank

| | |
|---|---|
| **别　　名** | 头巾草、山麻子。 |
| **蒙 文 名** | 好斯－其其格特－混芩。 |
| **药用部位** | 中药：根（并头黄芩）。 |
| | 蒙药：根（好斯－其其格特－混芩）。 |
| **生长环境** | 生于草地或湿草甸。 |
| **中医功效** | 清热解毒，利尿。用于肝炎，疮疡肿毒，肠痈，跌仆损伤，蛇咬伤，小便不利。 |
| **蒙医功效** | 清热，解毒，清"协日"。用于黄疸，肝热，蛇咬伤，"协日"病。 |

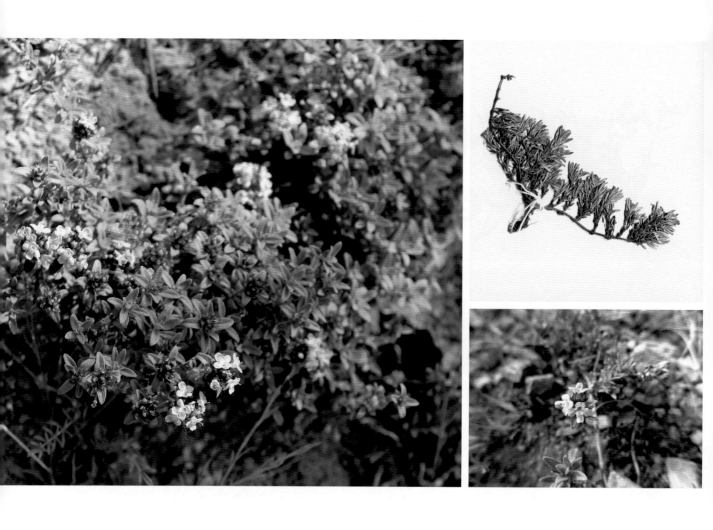

唇形科 Labiatae　百里香属 *Thymus*

# 百里香 *Thymus mongolicus* Ronn.

| | |
|---|---|
| **别　　名** | 地花椒、山胡椒、麝香草。 |
| **蒙 文 名** | 岗嘎－额布斯 。 |
| **药用部位** | 中药：全草（地椒）。 |
| **生长环境** | 生于多石山地、斜坡、山谷、山沟、路旁或杂草丛中。 |
| **中医功效** | 有小毒。解表止咳，行气止痛。用于感冒，咳嗽，头痛，咽痛，牙疼，消化不良，脘腹胀痛，吐逆，泄泻，高血压病。 |

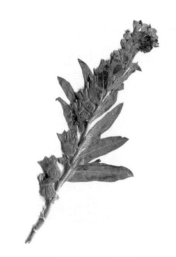

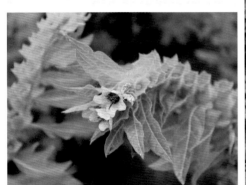

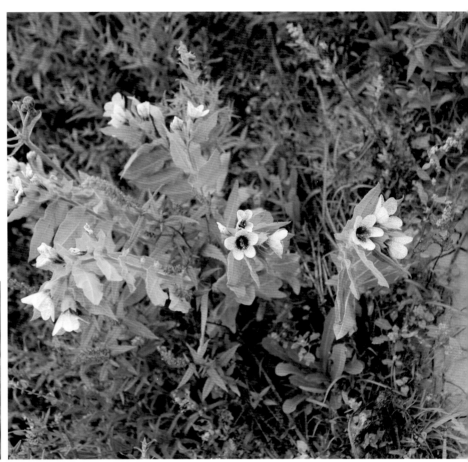

茄科 Solanaceae　天仙子属 *Hyoscyamus*

# 天仙子 *Hyoscyamus niger* L.

| | |
|---|---|
| **别　　名** | 小天仙子、黑莨菪、米罐子。 |
| **蒙 文 名** | 特纳格－额布斯。 |
| **药用部位** | 中药：全草或种子（天仙子）。 |
| | 蒙药：种子（特纳格－额布斯）。 |
| **生长环境** | 生于山坡、路旁、住宅区或河岸沙地。 |
| **中医功效** | 有大毒。镇痛解痉，安神，止咳。用于胃肠痉挛疼痛，腹泻，脱肛，癫狂，咳喘；外用于牙痛，痈肿，恶疮。 |
| **蒙医功效** | 有大毒。解痉，杀虫，止痛，消"奇哈"。用于虫牙，恙虫病，胃痉挛，蛲虫病，癫狂，癫痫。 |

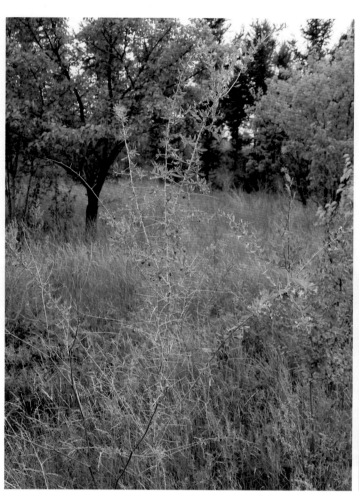
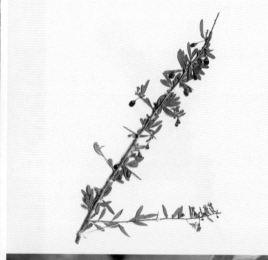
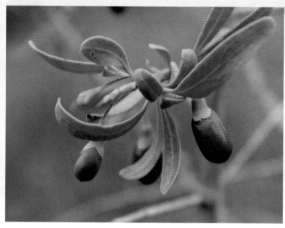

茄科 Solanaceae  枸杞属 *Lycium*

# 宁夏枸杞 *Lycium barbarum* L.

| 别　　名 | 枸杞果、白嘎针。 |
|---|---|
| 蒙文名 | 侵娃音－哈日漠格。 |
| 药用部位 | 中药：果实（枸杞子）、根皮（地骨皮）、嫩叶（枸杞叶）。 |
| | 蒙药：果实（侵娃音－哈日漠格）。 |
| 生长环境 | 生于土层深厚的沟岸、山坡、田梗或宅旁，耐盐碱、沙荒。 |
| 中医功效 | 枸杞子：补肝肾，益精明目。用于肝肾阴虚，腰膝酸软，头晕目眩，目昏多泪，虚劳咳嗽，消渴，神经衰弱，阳痿遗精，出血性紫斑。 |
| | 地骨皮：清热凉血，退虚热。用于肺虚劳，骨蒸潮热，盗汗，肺热咳喘，吐血，衄血，尿血，高血压病，消渴，毛囊炎。 |
| | 枸杞叶：补虚，清热，止渴，祛风明目。用于虚劳发热，烦渴，目疾，崩漏带下，疮痈肿毒。 |
| 蒙医功效 | 清热，化瘀。用于血脉病，经闭，血盛症，乳腺炎，搏热，血痞，心热症。 |

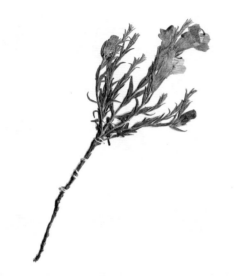

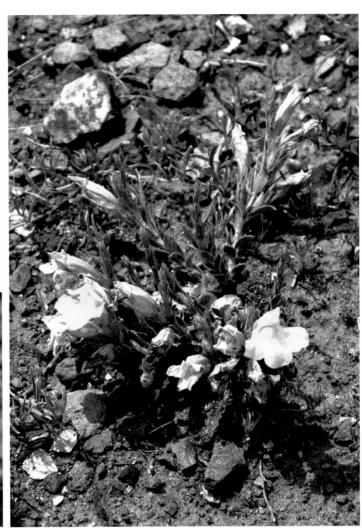

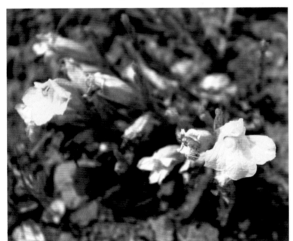

玄参科 Scrophulariaceae　芯芭属 *Cymbaria*

# 达乌里芯芭 *Cymbaria dahurica* L.

| | |
|---|---|
| **别　　名** | 芯芭、大黄花。 |
| **蒙 文 名** | 阿拉藤－阿给。 |
| **药用部位** | 中药：全草（芯芭）。 |
| | 蒙药：全草（阿拉藤－阿给）。 |
| **生长环境** | 生于山地草原、荒漠草原。 |
| **中医功效** | 祛风除湿，利尿，止血。用于风湿关节痛，月经过多，各种出血，肾炎水肿，黄水疮。 |
| **蒙医功效** | 燥"协日乌素"，消肿，止痒，止血，治伤。用于皮肤瘙痒，阴道毛滴虫病，阴囊湿疹，黄水疮，牛皮癣，"奇哈"病，疮疡，外伤出血。 |

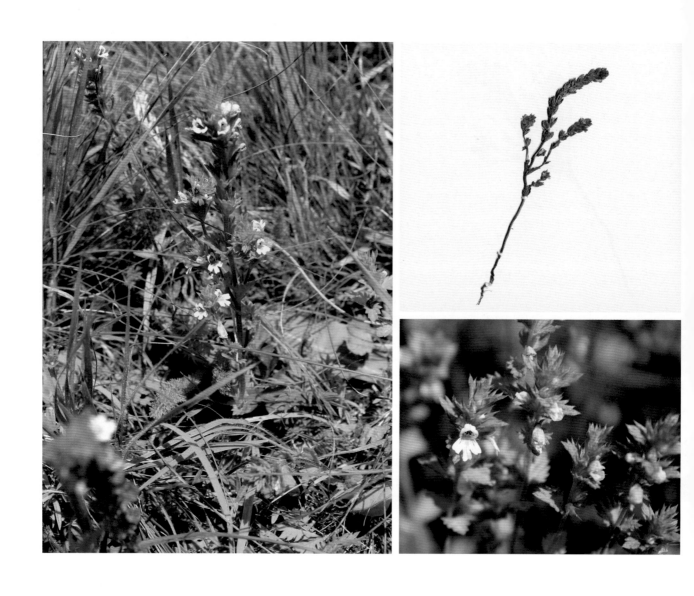

玄参科 Scrophulariaceae 小米草属 *Euphrasia*

# 小米草 *Euphrasia pectinata* Ten.

**别　　名**　芒小米草、药用小米草。

**蒙 文 名**　巴希干那。

**药用部位**　中药：全草（小米草）。

**生长环境**　生于阴坡草地或灌丛。

**中医功效**　清热解毒。用于咽喉肿痛，肺热咳嗽，口疮。

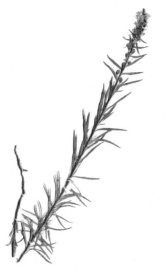

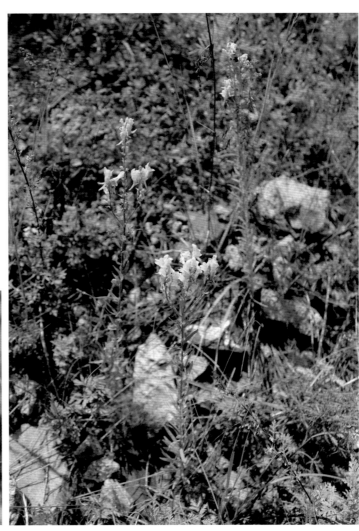

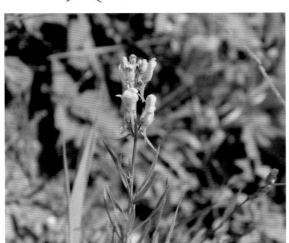

玄参科 Scrophulariaceae　柳穿鱼属 *Linaria*

# 柳穿鱼 *Linaria vulgaris* Mill.

| | |
|---|---|
| **别　　名** | 面条菜。 |
| **蒙 文 名** | 好宁 – 扎吉鲁西。 |
| **药用部位** | 中药：全草（柳穿鱼）。 |
| | 蒙药：全草（好宁 – 扎吉鲁西）。 |
| **生长环境** | 生于草甸草原、山地草甸、沙地或路旁。 |
| **中医功效** | 清热解毒，利尿。用于黄疸，小便不利，感冒头痛，痔疮，皮肤病，烫火伤。 |
| **蒙医功效** | 清热，治伤，消肿，利胆退黄。用于瘟疫，流行性感冒，黄疸，烫伤，伏热，麻风病，黄水疮。 |

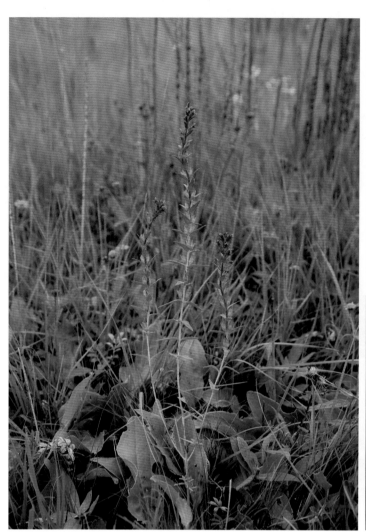

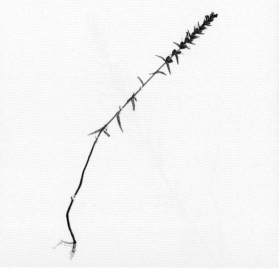

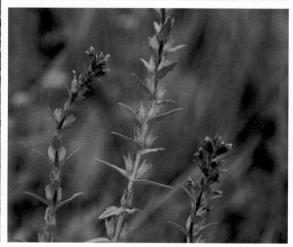

玄参科 Scrophulariaceae　疗齿草属 *Odontites*

# 疗齿草 *Odontites serotina* (Lam.) Dum.

| | |
|---|---|
| **别　　名** | 齿叶草。 |
| **蒙 文 名** | 宝日－巴西嘎。 |
| **药用部位** | 中药：全草（疗齿草）。 |
| | 蒙药：全草（宝日－巴西嘎）。 |
| **生长环境** | 生于低湿草甸或水边。 |
| **中医功效** | 有小毒。清热燥湿，凉血止痛。用于温病发热，肝火头痛，肝胆湿热，瘀血作痛。 |
| **蒙医功效** | 有小毒。清热，凉血，止痛。用于肝火头痛，肝胆瘀热，瘀血作痛，目赤，产褥热，痧症。 |

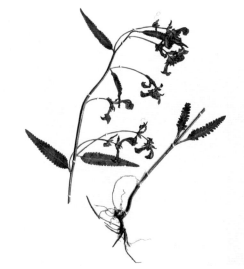

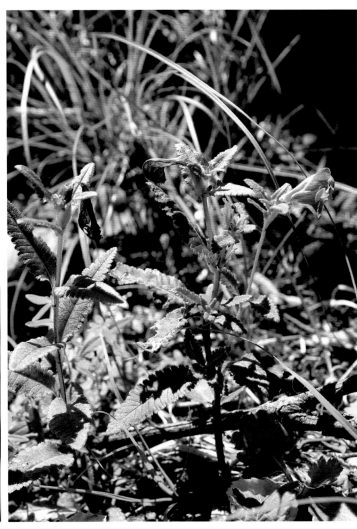

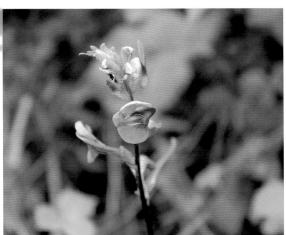

玄参科 Scrophulariaceae　马先蒿属 *Pedicularis*

# 返顾马先蒿 *Pedicularis resupinata* L.

**别　　名**　　马矢蒿、马尿泡。

**蒙 文 名**　　好宁－额布日－其其格。

**药用部位**　　中药：全草（马先蒿）。

　　　　　　　蒙药：全草（好宁－额布日－其其格）。

**生长环境**　　生于山地林下、湿润草地或林缘。

**中医功效**　　祛风湿，利尿。用于风湿关节痛，石淋，小便不畅，妇女白带，疥疮。

**蒙医功效**　　清热，解毒。用于急性胃肠炎，食物中毒，肉毒症。

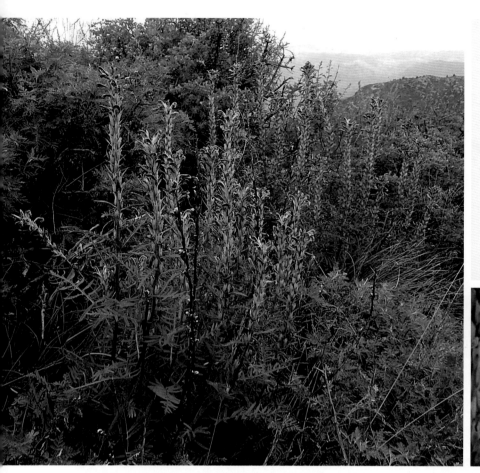
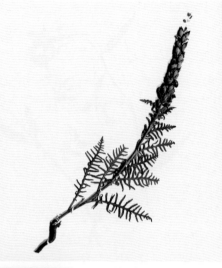
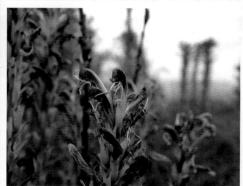

玄参科 Scrophulariaceae　马先蒿属 *Pedicularis*

# 红纹马先蒿 *Pedicularis striata* Pall.

**别　　名**　细叶马先蒿。

**蒙 文 名**　希日 – 好宁 – 额布日 – 其其格。

**药用部位**　中药：全草（红纹马先蒿）。

　　　　　　蒙药：全草（希日 – 好宁 – 额布日 – 其其格）。

**生长环境**　生于高山草原或疏林中。

**中医功效**　清热解毒。用于毒蛇咬伤。

**蒙医功效**　清热，解毒，利水，涩精。用于水肿，遗精，肉毒症，创伤，耳鸣，口干，痈肿。

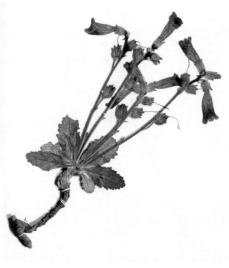

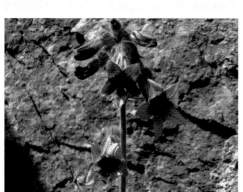

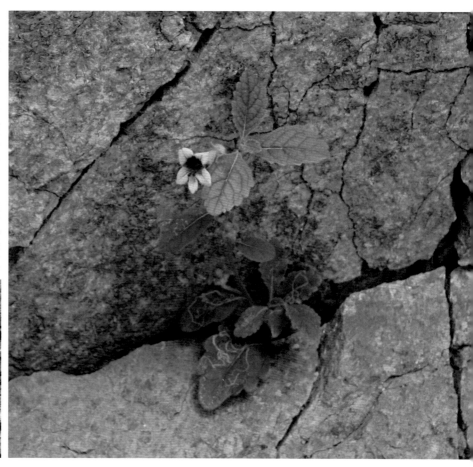

玄参科 Scrophulariaceae  地黄属 *Rehmannia*

# 地黄 *Rehmannia glutinosa* (Gaert.) Libosch. ex Fisch. et Mey.

**别　　名**　地髓、酒壶花、生地黄。

**蒙 文 名**　呼如古伯亲 – 其其格。

**药用部位**　中药：新鲜块根（鲜地黄）、晒干或烘干切段块根（生地黄）、酒炙块根（熟地黄）、炒炭块根（地黄炭）

**生长环境**　生于砂壤土、荒山坡、山脚、墙边、路旁等处。

**中医功效**　鲜地黄：清热凉血，生津。用于高热烦渴，咽喉肿痛，吐血，衄血，尿血，便血。

生地黄：清热凉血，滋阴生津，润燥。用于阴虚发热，热病烦渴，发斑发疹，血热出血，便秘，止血。

熟地黄：滋阴补肾，补血调经。用于肾虚，精血不足，头晕耳鸣，腰膝酸软，潮热，盗汗，遗精，月经不调，崩漏，消渴。

地黄炭：止血。用于吐血，衄血，月经过多。

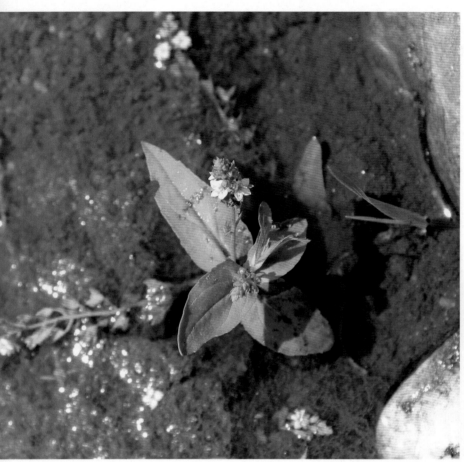
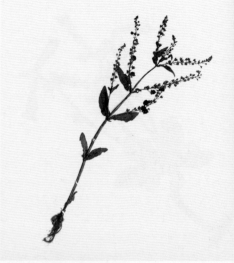
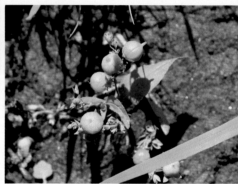

玄参科 Scrophulariaceae　婆婆纳属 *Veronica*

# 长果水苦荬 *Veronica anagalloides* Guss.

| | |
|---|---|
| **别　　名** | 珍珠草、秋麻子。 |
| **蒙文名** | 查干－曲麻泽。 |
| **药用部位** | 中药：全草（水苦荬）。 |
| | 蒙药：全草（查干－曲麻泽）。 |
| **生长环境** | 生于溪水边或沼泽地。 |
| **中医功效** | 清热利湿，活血止血，消肿解毒。用于感冒，咽喉肿痛，痢疾，血淋，劳伤咯血，血小板减少性紫癜，月经不调，跌仆损伤，疮痈肿毒。 |
| **蒙医功效** | 利尿消肿，止痛，止呕，燥"协日乌素"。用于水肿，肾热，膀胱热，关节痛，"协日乌素"病，黄水疮，青腿病。 |

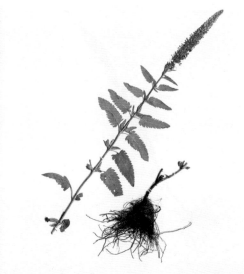

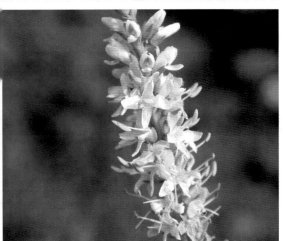

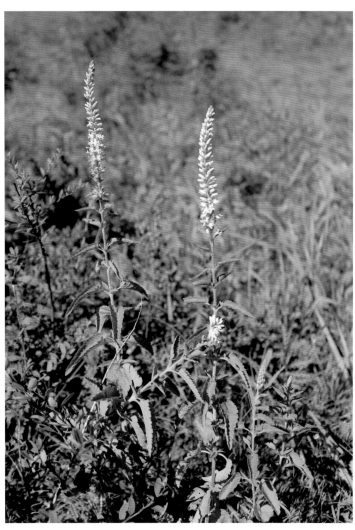

玄参科 Scrophulariaceae　婆婆纳属 *Veronica*

# 大婆婆纳 *Veronica dahurica* Stev.

| | |
|---|---|
| **别　　名** | 灯笼草、灯笼婆婆纳。 |
| **蒙 文 名** | 兴安－侵达干。 |
| **药用部位** | 中药：全草（肾子草）。 |
| **生长环境** | 生于山坡、沟谷、岩隙、沙丘低地的草甸或路边。 |
| **中医功效** | 祛风除湿，壮腰，截疟。用于风湿痹痛，肾虚腰痛，久疟。 |

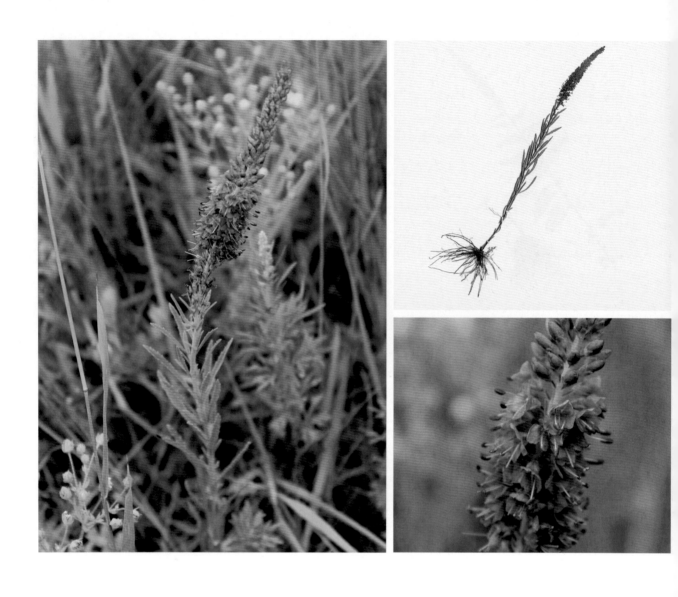

玄参科 Scrophulariaceae　婆婆纳属 *Veronica*

# 细叶婆婆纳 *Veronica linariifolia* Pall. ex Link

**别　　名**　水蔓菁。

**蒙 文 名**　那林－侵达干。

**药用部位**　中药：全草（勒马回）。

**生长环境**　生于湿草甸、山顶岩石处。

**中医功效**　清热，化痰，止咳，解毒。用于慢性咳喘，肺痈，咳吐脓血，痔疮，皮肤湿疹，疮痈肿毒。

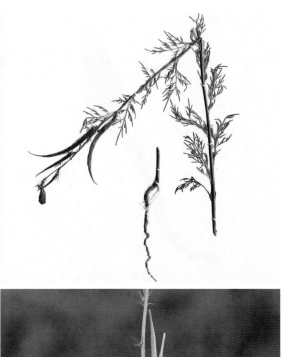

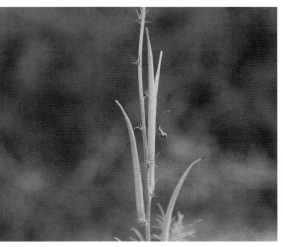

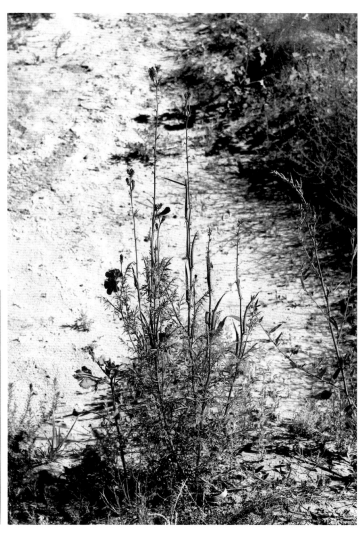

紫葳科 Bignoniaceae　角蒿属 Incarvillea

# 角蒿 *Incarvillea sinensis* Lam.

**别　　名**　莪蒿、抱娘蒿、萝蒿。

**蒙 文 名**　乌兰－陶拉麻。

**药用部位**　中药：全草（角蒿）。

　　　　　　蒙药：全草（乌兰－陶拉麻）。

**生长环境**　生于山地、沙地、河滩、河谷，也散生于田野、撂荒地或路边。

**中医功效**　祛风除湿，活血止痛，解毒。用于风湿关节痛，筋骨拘挛；外用于湿疹，口疮，
　　　　　　疮痈肿毒。

**蒙医功效**　止咳，止痛，镇"赫依"，燥"协日乌素"，润肠，通便。用于慢性支气管炎，
　　　　　　肺热咳嗽，肺脓肿，中耳炎，"协日乌素"病，"脉症"，腹胀，大便干燥。

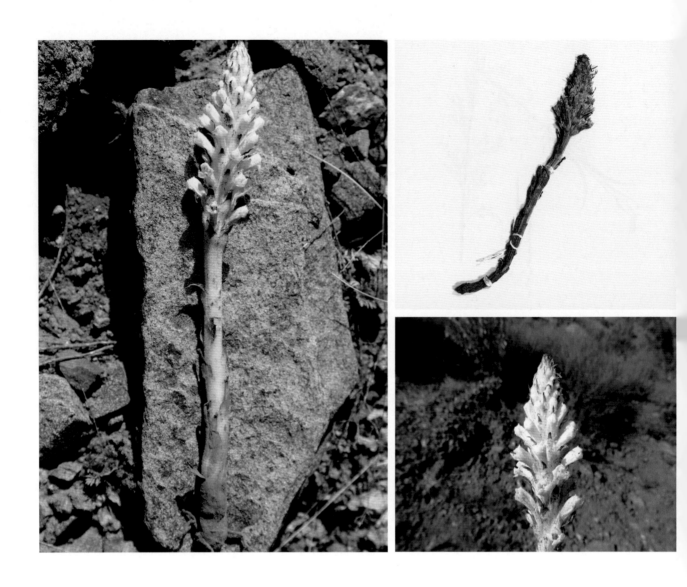

列当科 Orobanchaceae 列当属 *Orobanche*

# 黄花列当 *Orobanche pycnostachya* Hrice

| | |
|---|---|
| **别　　名** | 独根草。 |
| **蒙文名** | 希日－特木根－苏乐。 |
| **药用部位** | 中药：全草（列当）。 |
| **生长环境** | 生于沙丘、山坡或草原上。 |
| **中医功效** | 补肾阳，强筋骨。可治阳痿，遗精，腰膝冷痛；外用于小儿腹泻，肠炎，痢疾。 |

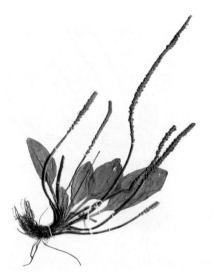

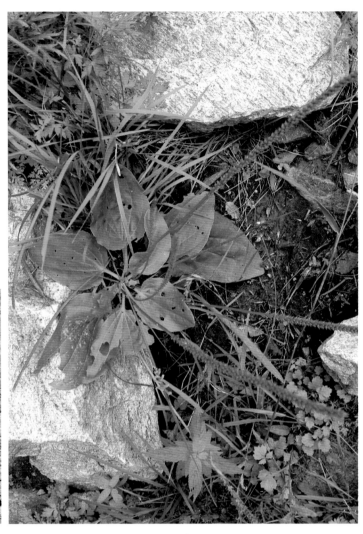

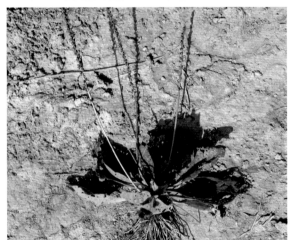

车前科 Plantaginaceae　车前属 *Plantago*

# 车前 *Plantago asiatica* L.

| | |
|---|---|
| **别　　名** | 车前草、车轮草。 |
| **蒙文名** | 乌和日 – 乌日根纳。 |
| **药用部位** | 中药：全草（车前草）或种子（车前子）。 |
| | 蒙药：种子（乌和日 – 乌日根纳）。 |
| **生长环境** | 生于草地、沟边、河岸湿地、田边、路旁或村边空旷处。 |
| **中医功效** | 利尿通淋，清肝明目，清肺化痰，止泻。用于小便不利，肾炎水肿，淋病，暑湿水泻，目赤肿痛，肺热咳嗽，痰多。 |
| **蒙医功效** | 止泻，利尿，燥"协日乌素"，治伤，止血。用于腹泻，肠刺痛，尿路感染，水肿，小便淋痛，创伤。 |

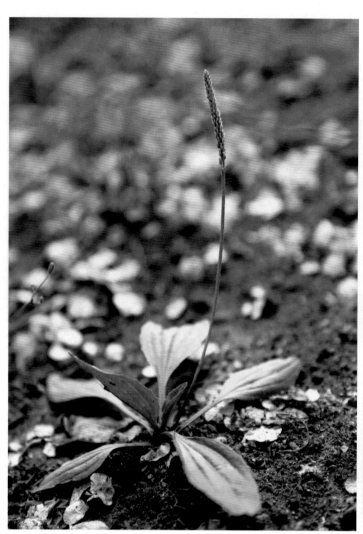
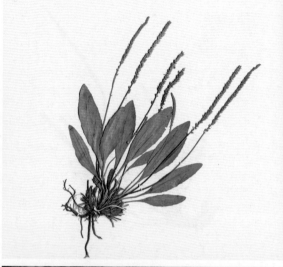
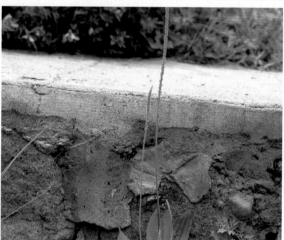

车前科 Plantaginaceae　车前属 *Plantago*

# 平车前 *Plantago depressa* Willd.

**别　　名**　　车前草、车茶草、蛤蟆叶。

**蒙 文 名**　　吉吉格－乌和日－乌日根讷。

**药用部位**　　中药：全草（车前草）或种子（车前子）。

　　　　　　　　蒙药：种子（吉吉格－乌和日－乌日根讷）。

**生长环境**　　生于草地、河滩、沟边、草甸、田间或路旁。

**中医功效**　　利尿通淋，清肝明目，清肺化痰，止泻。用于小便不利，肾炎水肿，淋病，暑湿水泻，目赤肿痛，肺热咳嗽，痰多。

**蒙医功效**　　止泻，利尿，燥"协日乌素"，治伤，止血。用于腹泻，肠刺痛，尿路感染，水肿，小便淋痛，创伤。

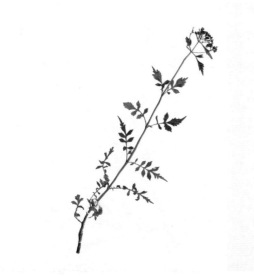

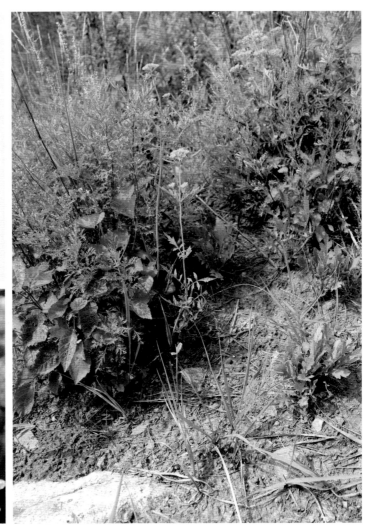

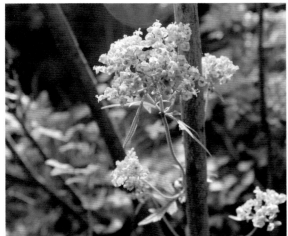

败酱科 Valerianaceae 败酱属 *Patrinia*

# 墓头回 *Patrinia heterophylla* Bunge

| | |
|---|---|
| **别　　名** | 异叶败酱、追风箭、摆子草。 |
| **蒙 文 名** | 敖温道 – 色日和立格 – 其其格。 |
| **药用部位** | 中药：根及根茎（墓头回）。 |
| **生长环境** | 生于山地岩缝、草丛、路边、砂质坡或土坡。 |
| **中医功效** | 清热燥湿，止血，止带，截疟。用于子宫糜烂，早期宫颈癌，白带，崩漏，疟疾。 |

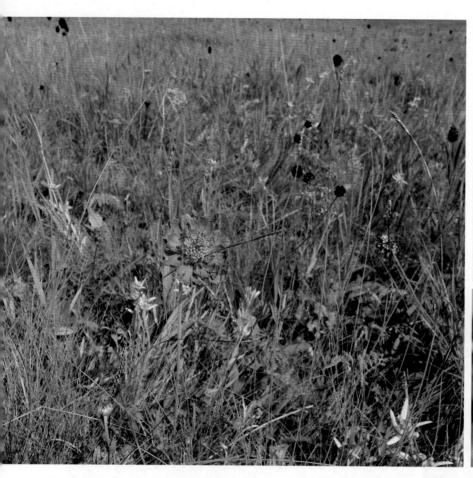
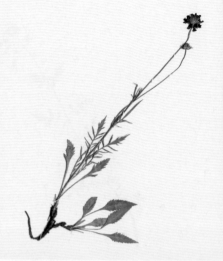
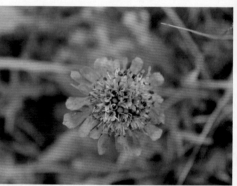

川续断科 Dipsacaceae　蓝盆花属 *Scabiosa*

# 华北蓝盆花 *Scabiosa tschiliensis* Grün.

| | |
|---|---|
| **别　　名** | 山萝卜。 |
| **蒙 文 名** | 奥木日阿图音－套存－套日麻。 |
| **药用部位** | 中药：花序（蓝盆花）。 |
| | 蒙药：花序（奥木日阿图音－套存－套日麻）。 |
| **生长环境** | 生于干燥砂质地、沙丘、干山坡或草原上。 |
| **中医功效** | 清热泻火。用于肝火头痛，发热，肺热咳嗽，黄疸。 |
| **蒙医功效** | 清热，清"协日"。用于肺热，肝热，咽喉热等。 |

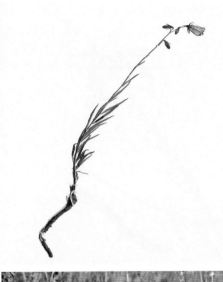

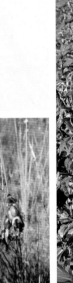

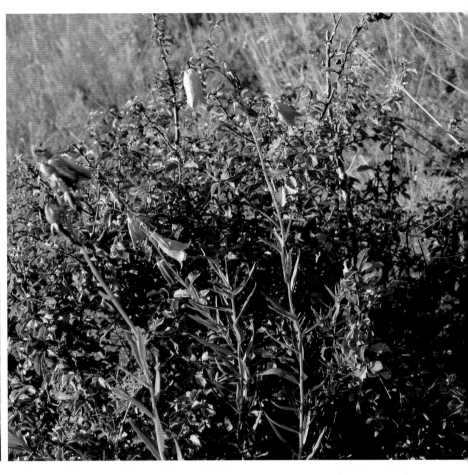

桔梗科 Campanulaceae  沙参属 *Adenophora*

# 狭叶沙参 *Adenophora gmelinii* (Spreng.) Fisch.

| | |
|---|---|
| **别　　名** | 柳叶沙参、厚叶沙参。 |
| **蒙 文 名** | 奥旦－那布其特－洪呼－其其格。 |
| **药用部位** | 中药：根（南沙参）。<br>蒙药：根（奥旦－那布其特－洪呼－其其格）。 |
| **生长环境** | 生于山坡草地或灌丛下。 |
| **中医功效** | 清肺养阴，祛痰，止咳。用于肺热咳嗽，咳痰稠黄，虚劳久咳，咽干舌燥，津伤口渴。 |
| **蒙医功效** | 消肿，燥"协日乌素"。用于红肿，"协日乌素"病，牛皮癣，关节炎，痛风，游痛症，青腿病，麻风病。 |

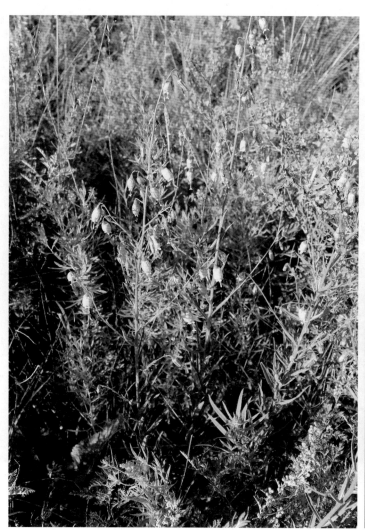
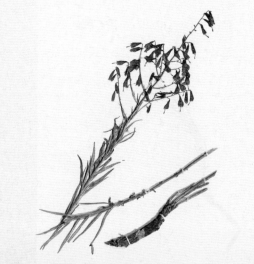
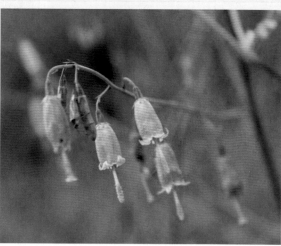

桔梗科 Campanulaceae　沙参属 Adenophora

# 长柱沙参 *Adenophora stenanthina* (Ledeb.) Kitagawa

| | |
|---|---|
| **别　　名** | 甲长柱沙参、等柱沙参、长柱参。 |
| **蒙 文 名** | 乌日图－套古日朝格图－哄呼－其其格。 |
| **药用部位** | 中药：根（长柱沙参）。 |
| | 蒙药：根（乌日图－套古日朝格图－哄呼－其其格）。 |
| **生长环境** | 生于山地草甸草原、沟谷草甸、灌丛、石质丘陵、草原或沙丘上。 |
| **中医功效** | 滋阴润肺。用于肺热阴虚所致燥咳及劳嗽咯血，热病伤津，舌干口渴，食欲不振等。 |
| **蒙医功效** | 消肿，燥"协日乌素"。用于红肿，"协日乌素"病，牛皮癣，关节炎，痛风，游痛症，青腿病，麻风病。 |

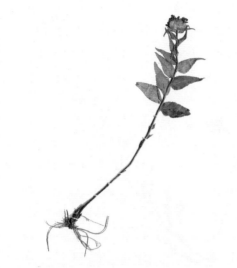

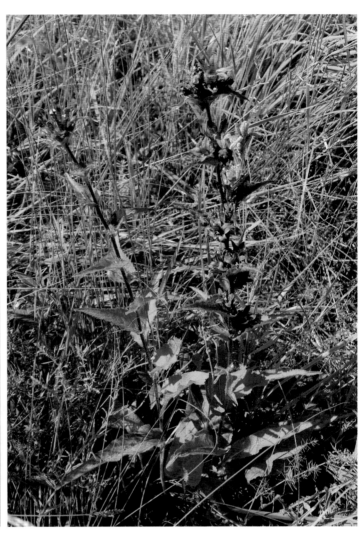

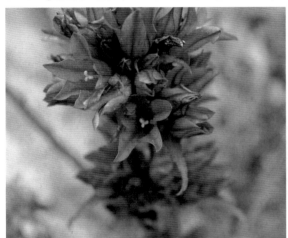

桔梗科 Campanulaceae    风铃草属 *Campanula*

# 聚花风铃草 *Campanula glomerata* L.

| | |
|---|---|
| **别　　名** | 灯笼花。 |
| **蒙 文 名** | 巴和－哄古斤那。 |
| **药用部位** | 中药：全草（聚花风铃草）。 |
| **生长环境** | 生于山地林缘、草甸或灌丛中。 |
| **中医功效** | 清热解毒，止痛。用于咽喉肿痛，头痛。 |

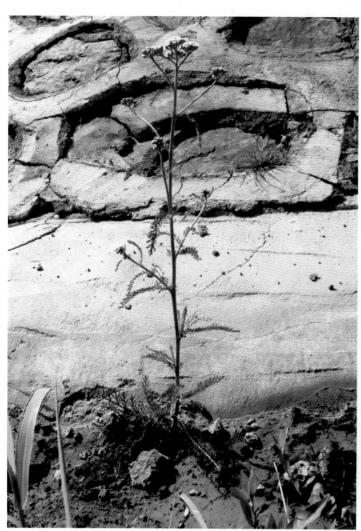
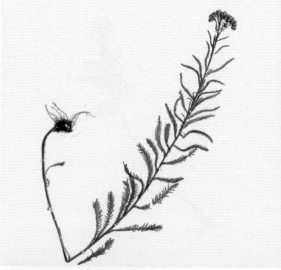
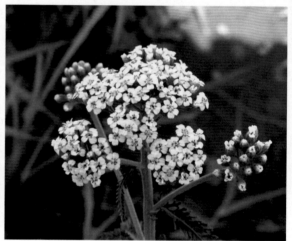

菊科 Compositae　蓍属 *Achillea*

# 亚洲蓍 *Achillea asiatica* Serg.

| | |
|---|---|
| **别　名** | 蓍。 |
| **蒙文名** | 阿子音－图乐格其－额布斯。 |
| **药用部位** | 中药：全草或果实（蓍）。<br>蒙药：全草（阿子音－图乐格其－额布斯）。 |
| **生长环境** | 生于山坡草地、河边、草场、林缘湿地。 |
| **中医功效** | 全草，有小毒。解毒消肿，活血止痛。用于风湿痹痛，牙痛，经闭，腹痛，胃痛，肠炎，痢疾，跌仆损伤，痈疮肿毒，痔疮出血，毒蛇咬伤，外伤出血。果实，益气明目。用于目昏不明。 |
| **蒙医功效** | 消"奇哈"，消肿，止痛。用于内外"奇哈"病，骨折损伤，关节肿胀，痈疖。 |

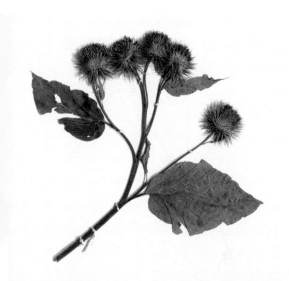

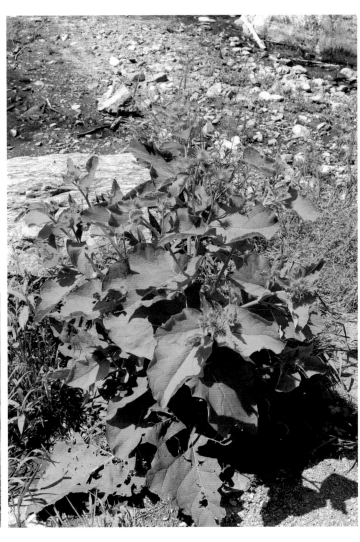

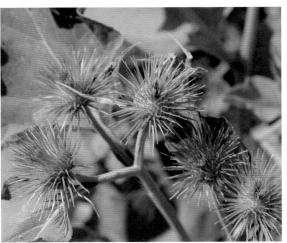

菊科 Compositae　牛蒡属 *Arctium*

# 牛蒡 *Arctium lappa* L.

**别　　名**　恶实、大力子、东洋参。

**蒙 文 名**　西伯 – 额布斯。

**药用部位**　中药：果实（牛蒡子）、根（牛蒡根）。

　　　　　　蒙药：果实（西伯 – 额布斯）。

**生长环境**　生于山坡、山谷、林缘、林中、灌丛、河边潮湿地、村庄路旁或荒地。

**中医功效**　牛蒡子：疏散风热，宣肺透疹，消肿解毒。用于风热感冒，咳嗽，咽喉肿痛，斑疹不透，腮腺炎，丹毒，痈疮肿毒。

　　　　　　牛蒡根：清热解毒，利咽消肿。用于风毒面肿，头痛，咽痛，牙龈肿痛，痈疽疮毒。

**蒙医功效**　化痞，利尿。用于尿闭，石痞，脉痞。

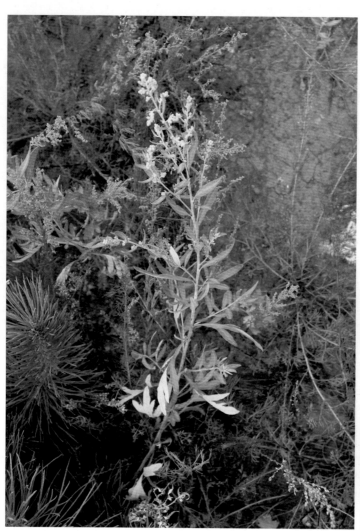
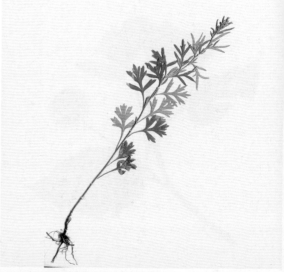
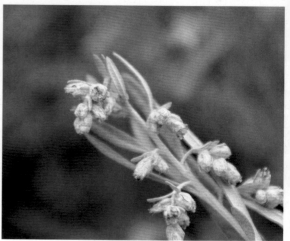

菊科 Compositae　蒿属 *Artemisia*

# 朝鲜艾 *Artemisia argyi* Lévl. et Van. var. *gracilis* Pamp.

| | |
|---|---|
| **别　　名** | 朝鲜艾蒿、野艾、深裂叶艾蒿。 |
| **蒙 文 名** | 索伦－协日乐吉。 |
| **药用部位** | 中药：全草（艾）。 |
| | 蒙药：全草（索伦－协日乐吉）。 |
| **生长环境** | 生于砂质坡地、路旁等处。 |
| **中医功效** | 有小毒。温经止血，散寒止痛，安胎。用于少腹冷痛，月经不调，经行腹痛，宫冷不孕，吐血，衄血，崩漏，带下，久痢便脓血，妊娠下血，胎动不安；外用于皮肤瘙痒，关节酸痛。 |
| **蒙医功效** | 有小毒。消肿，消"奇哈"，止血。用于内"奇哈"病，皮肤瘙痒，各种出血。 |

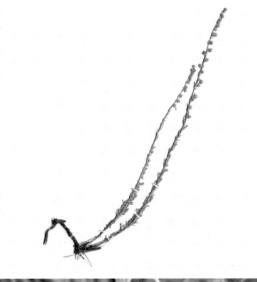

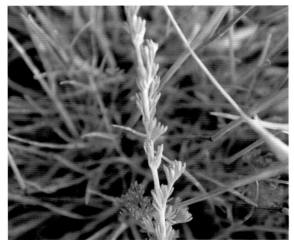

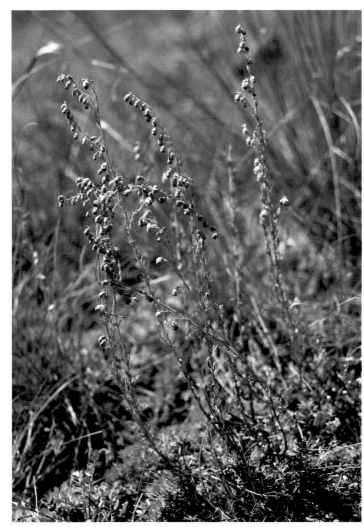

菊科 Compositae　蒿属 *Artemisia*

# 冷蒿 *Artemisia frigida* Willd.

| 别　　名 | 白蒿、小白蒿、兔毛蒿。 |
|---|---|
| 蒙 文 名 | 阿格。 |
| 药用部位 | 中药：全草（冷蒿）。 |
| | 蒙药：全草（阿格）。 |
| 生长环境 | 生于砂质或石质土壤。 |
| 中医功效 | 清热燥湿，利胆退黄，杀虫。用于黄疸性肝炎，胆囊炎，小便不利，皮肤瘙痒，湿疹，蛔虫病，蛲虫病。 |
| 蒙医功效 | 止血，消肿，消"奇哈"。用于吐血，鼻出血，月经不调，外伤出血，疮疡，"奇哈"病，肾热。 |

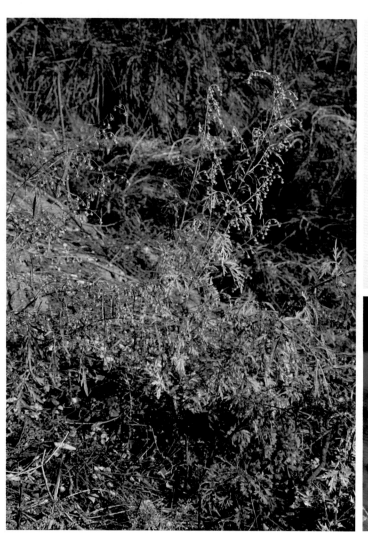
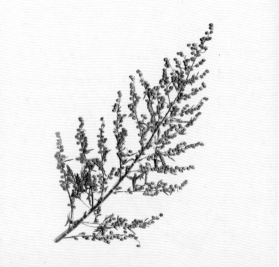
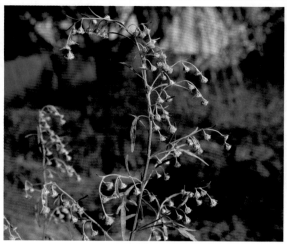

菊科 Compositae　蒿属 *Artemisia*

# 大籽蒿 *Artemisia sieversiana* Ehrhart ex Willd.

| | |
|---|---|
| **别　　名** | 山艾、白蒿、大白蒿。 |
| **蒙 文 名** | 额木日。 |
| **药用部位** | 中药：全草或花蕾（白蒿）。 |
| | 蒙药：全草（额木日）。 |
| **生长环境** | 生于路旁、荒地、河漫滩、草原、森林草原、干山坡或林缘等。 |
| **中医功效** | 祛风除湿，清热解毒。用于风寒湿痹，黄疸，热痢，痈肿疔毒，黄水疮，皮肤湿疹，宫颈糜烂。 |
| **蒙医功效** | 排脓，消"奇哈"。用于恶疮，痈疖。 |

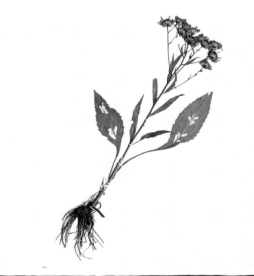

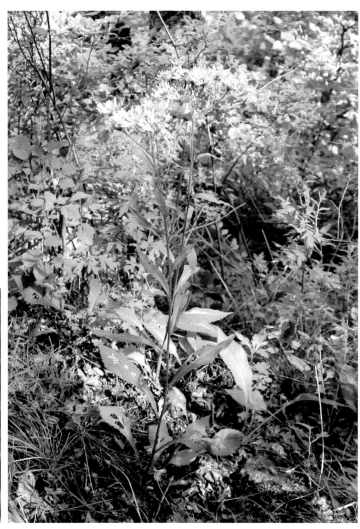

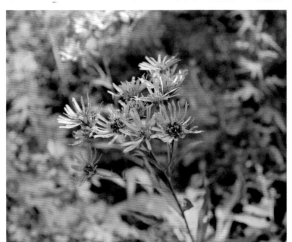

菊科 Compositae　紫菀属 *Aster*

# 紫菀 *Aster tataricus* L. f.

| | |
|---|---|
| **别　　名** | 青苑、紫倩。 |
| **蒙 文 名** | 敖登－其其格。 |
| **药用部位** | 中药：根及根茎（紫菀）。 |
| | 蒙药：花（敖登－其其格）。 |
| **生长环境** | 生于山地林缘、河边草甸。 |
| **中医功效** | 润肺下气，消痰止咳。用于新久咳嗽，痰多，气喘，咳痰不爽，劳嗽咯血。 |
| **蒙医功效** | 杀"粘"，清热，解毒，燥脓，消肿。用于瘟疫，流行性感冒，头痛，"发症"，疔疮，毒热，猩红热，麻疹不透。 |

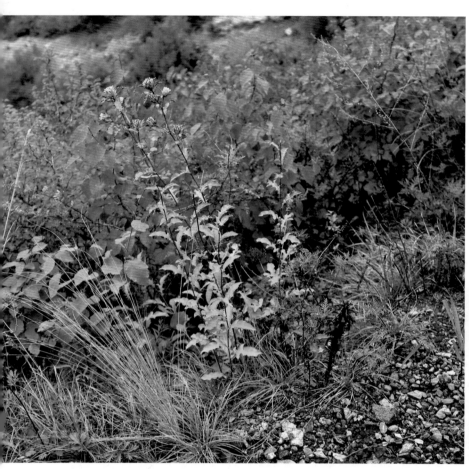
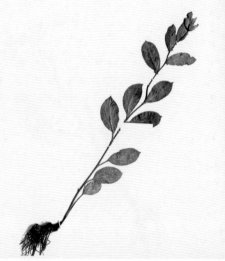
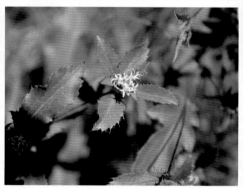

菊科 Compositae  苍术属 *Atractylodes*

# 北苍术 *Atractylodes chinensis* (DC.) Koidz

| | |
|---|---|
| **别　　名** | 苍术、枪头菜。 |
| **蒙 文 名** | 侵瓦音－哈拉特日。 |
| **药用部位** | 中药：根茎（苍术）。 |
| **生长环境** | 生于向阳山坡、半阴山坡、灌丛中。 |
| **中医功效** | 健脾燥湿，祛风散寒，明目。用于脘腹胀满，食欲不振，泄泻，水肿，脚气痿痹，风湿痹痛，风寒感冒，夜盲。 |

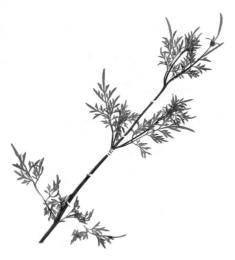

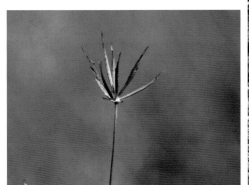

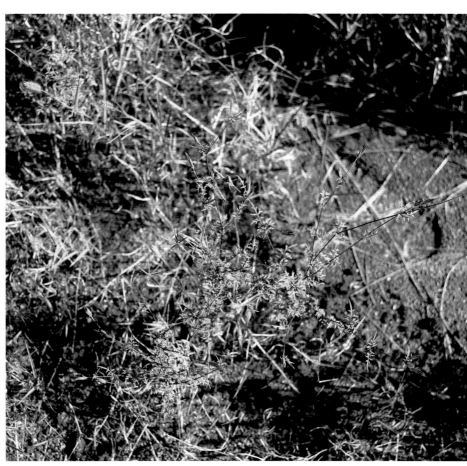

菊科 Compositae　鬼针草属 *Bidens*

# 小花鬼针草 *Bidens parviflora* Willd.

| | |
|---|---|
| **别　　名** | 细叶刺针草、小刺叉、小鬼叉。 |
| **蒙 文 名** | 吉吉格 – 哈日巴其 – 额布斯。 |
| **药用部位** | 中药：全草（小花鬼针草）。 |
| **生长环境** | 生于路边荒地、林下或水沟边。 |
| **中医功效** | 清热解毒，活血祛瘀。用于感冒发热，咽喉肿痛，泄泻，肠痈，痔疮，跌仆损伤，冻疮，毒蛇咬伤，痈疽疖肿。 |

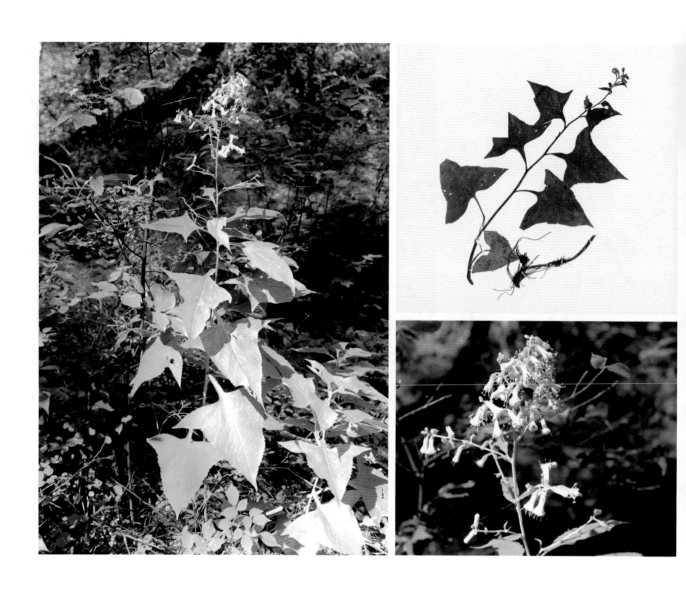

菊科 Compositae  蟹甲草属 *Parasenecio*

# 山尖子
*Parasenecio hastatus* (L.) H. Koyama

| | | |
|---|---|---|
| **别　　名** | 山尖菜、戟叶兔儿伞。 | |
| **蒙 文 名** | 伊古新讷。 | |
| **药用部位** | 中药：全草（山尖子）。 | |
| **生长环境** | 生于林下、林缘或草丛中。 | |
| **中医功效** | 清热解毒，利尿，通便。用于痈肿疮疡，创伤出血，小便不利，水肿，臌胀，大便秘结。 | |

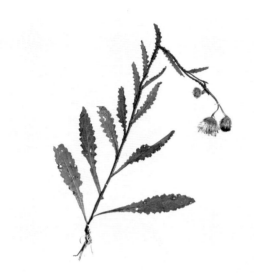
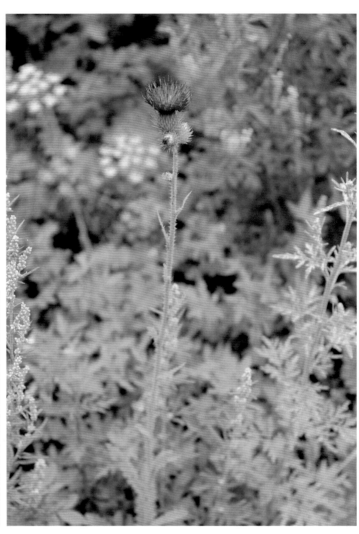
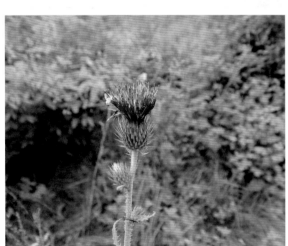

菊科 Compositae　飞廉属 Carduus

# 节毛飞廉 *Carduus acanthoides* L.

| | |
|---|---|
| **别　名** | 红花草、紫云英。 |
| **蒙 文 名** | 侵瓦音 – 乌日格苏。 |
| **药用部位** | 中药：全草（飞廉）。 |
| | 蒙药：全草（侵瓦音 – 乌日格苏）。 |
| **生长环境** | 生于山谷、田边或草地。 |
| **中医功效** | 祛风清热，解毒消肿，止血散瘀。用于风热感冒，头风眩晕，关节肿痛，跌仆损伤，无名肿毒，痔疮，静脉曲张，皮肤瘙痒，淋病，乳糜尿，带下，各种出血，烫火伤。 |
| **蒙医功效** | 催吐，消"奇哈"，止血，消肿。用于"巴达干"病，"奇哈"病，痈肿，各种出血。 |

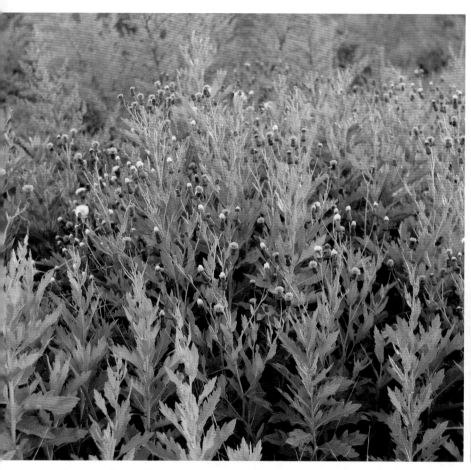
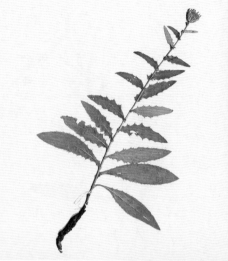
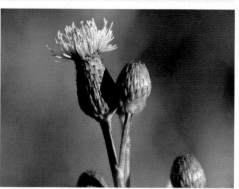

菊科 Compositae 蓟属 *Cirsium*

# 大刺儿菜 *Cirsium setosum* (Willd.) Besser ex M. Bieb.

| | |
|---|---|
| **别　名** | 大蓟、刺蓟、刺儿菜。 |
| **蒙文名** | 阿古拉音－阿扎日干那。 |
| **药用部位** | 中药：全草（小蓟）。 |
| **生长环境** | 生于森林草原带和草原带的退耕撂荒地。 |
| **中医功效** | 凉血，止血，消散痈肿。用于咯血，衄血，尿血，痈肿疮毒。 |

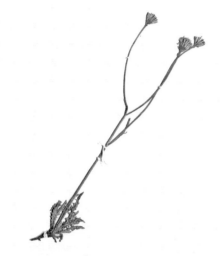

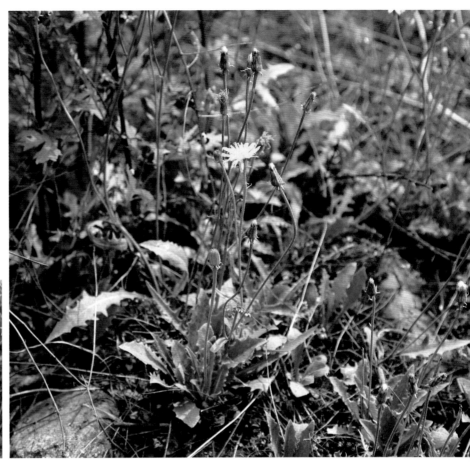

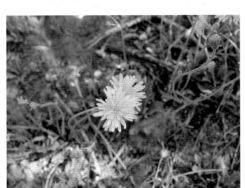

菊科 Compositae 还阳参属 *Crepis*

# 还阳参 *Crepis rigescens* Diels

**别　　名**　天竺参、万丈深、竹叶青。

**蒙 文 名**　宝黑－额布斯。

**药用部位**　中药：全草（还阳参）。

**生长环境**　生于山坡林缘、溪边、路边荒地。

**中医功效**　益气，止咳平喘，清热降火。用于肺虚咳喘，气短，痰多色白，肺结核，痰中带血，潮热，盗汗，无名肿毒。

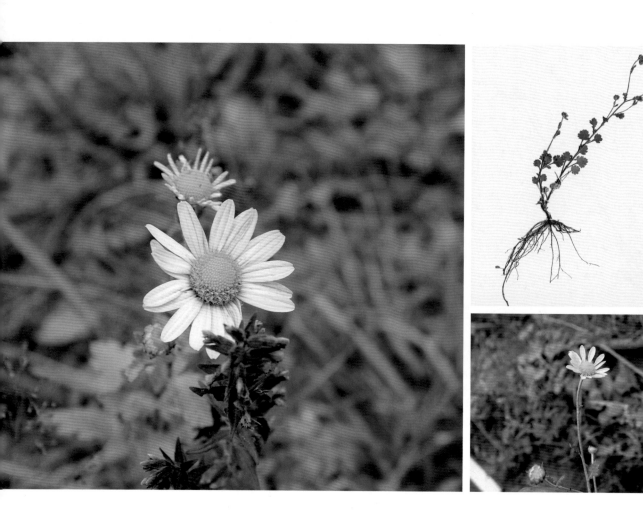

菊科 Compositae 菊属 *Dendranthema*

# 小红菊 *Dendranthema chanetii* (Lévl.) Shih

| | |
|---|---|
| 别　　名 | 山野菊。 |
| 蒙 文 名 | 乌兰 – 乌达巴拉。 |
| 药用部位 | 中药：头状花序（小红菊）。 |
| 生长环境 | 生于山坡、林缘或沟谷等处。 |
| 中医功效 | 清热解毒，消肿。用于感冒发热，脓疮。 |

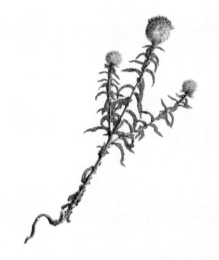

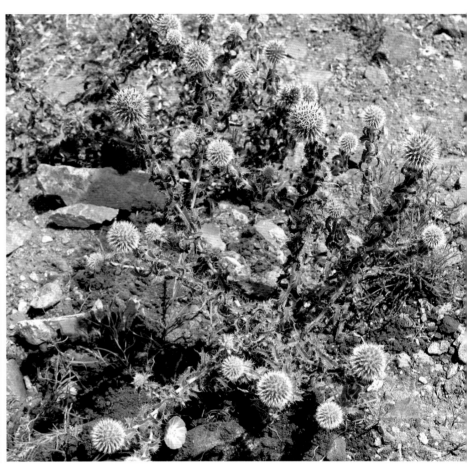

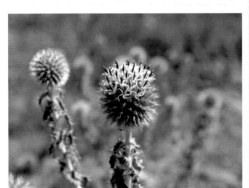

菊科 Compositae 蓝刺头属 *Echinops*

# 砂蓝刺头 *Echinops gmelini* Turcz.

| | |
|---|---|
| **别　　名** | 刺头、火绒草。 |
| **蒙 文 名** | 额乐存乃 – 扎日阿 – 敖拉。 |
| **药用部位** | 中药：根（禹州漏芦）。<br>蒙药：头状花序（额乐存乃 – 扎日阿 – 敖拉）。 |
| **生长环境** | 生于荒漠草原或草原化荒漠地带。 |
| **中医功效** | 清热解毒，排脓消肿，下乳。用于痈疽肿毒，乳腺炎，乳汁不通，腮腺炎，瘰疬，湿痹拘挛，痔疮。 |
| **蒙医功效** | 强筋接骨，愈伤，清热止痛。用于筋骨折伤，骨伤热，金创，刺痛症。 |

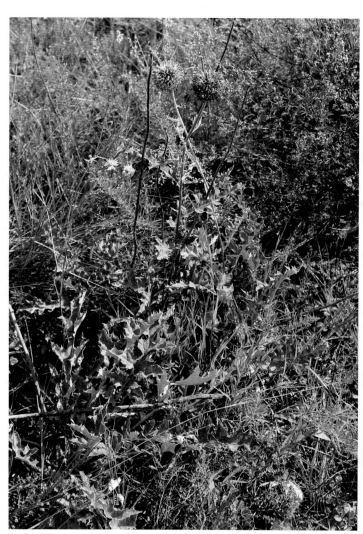
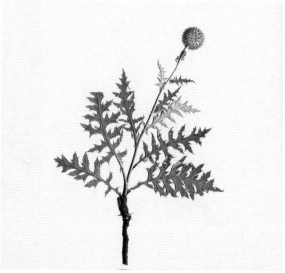
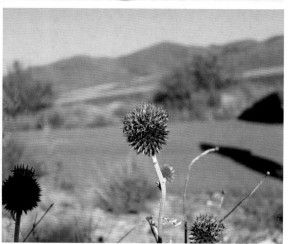

菊科 Compositae　蓝刺头属 *Echinops*

# 蓝刺头 *Echinops sphaerocephalus* L.

| | |
|---|---|
| **别　名** | 刺头。 |
| **蒙文名** | 乌尔格斯图 – 呼和。 |
| **药用部位** | 中药：根（禹州漏芦）。 |
| | 蒙药：头状花序（乌尔格斯图 – 呼和）。 |
| **生长环境** | 生于山坡林缘或渠边。 |
| **中医功效** | 清热解毒，排脓消肿，下乳。用于痈疮肿毒，乳腺炎，乳汁不通，腮腺炎，瘰疬，湿痹拘挛，痔疮。 |
| **蒙医功效** | 强筋接骨，愈伤，清热止痛。用于筋骨折伤，骨伤热，金创，刺痛症。 |

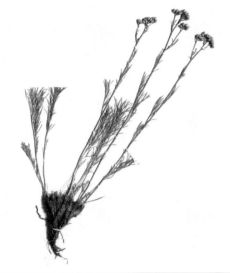

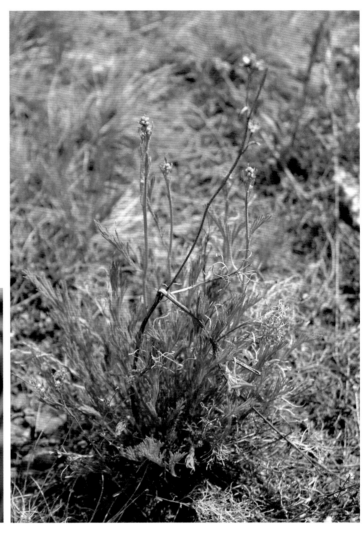

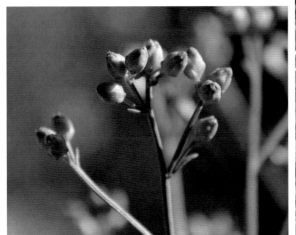

菊科 Compositae　线叶菊属 *Filifolium*

# 线叶菊 *Filifolium sibiricum* (L.) Kitam.

| | |
|---|---|
| **别　　名** | 柳叶绣线菊、蚂蝗草、珍珠梅。 |
| **蒙 文 名** | 西日合力格 – 协日乐吉。 |
| **药用部位** | 中药：全草（兔毛蒿）。 |
| **生长环境** | 生于河流沿岸、湿草原或山沟中。 |
| **中医功效** | 清暑，化湿，醒脾，杀虫。用于夏季伤暑，发热头重，呕吐，泄泻，胸闷腹胀，食欲不振，口中发黏，疟疾，肠寄生虫病。 |

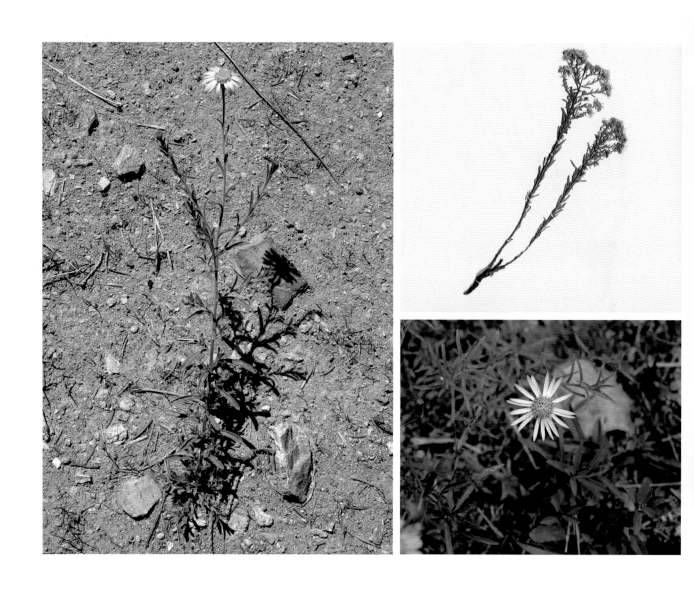

菊科 Compositae　狗娃花属 *Heteropappus*

# 阿尔泰狗娃花 *Heteropappus altaicus* (Willd.) Novopokr.

**别　　名**　阿尔泰紫菀、鲁格冲。

**蒙 文 名**　巴嘎－浩宁－尼都－其其格。

**药用部位**　中药：全草或根（阿尔泰紫菀）。

　　　　　　蒙药：头状花序（巴嘎－浩宁－尼都－其其格）。

**生长环境**　生于草甸、草原、山地、路旁。

**中医功效**　全草，清热解毒，排脓。用于时疫热病，高热头痛，肝胆火旺，胸胁满闷，烦躁易怒，痈疮疖肿，毒蛇咬伤。根，润肺降气，化痰止咳，利尿。用于肺虚咳嗽，咯血，慢性支气管炎，淋病，小便不利。

**蒙医功效**　杀"粘"，清热解毒。用于瘟疫，血热，毒热，"宝日"病，瘟病，麻疹不透。

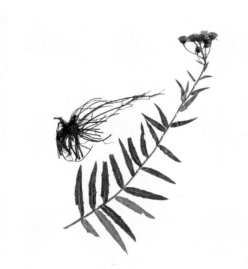

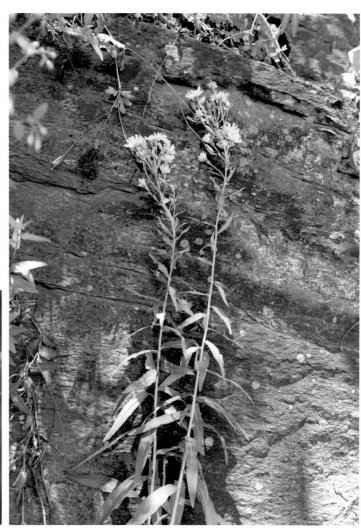

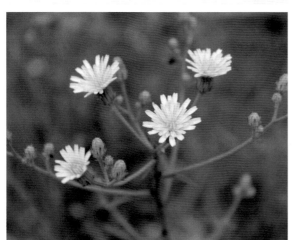

菊科 Compositae 山柳菊属 *Hieracium*

# 山柳菊 *Hieracium umbellatum* L.

| | |
|---|---|
| **别　　名** | 伞花山柳菊。 |
| **蒙 文 名** | 哈日查干那。 |
| **药用部位** | 中药：全草（山柳菊）。 |
| **生长环境** | 生于山坡林缘、林下或草丛中、松林代木迹地或河滩沙地。 |
| **中医功效** | 清热解毒，利湿消积。用于痈疮疖肿，淋病，痢疾，腹痛积块。 |

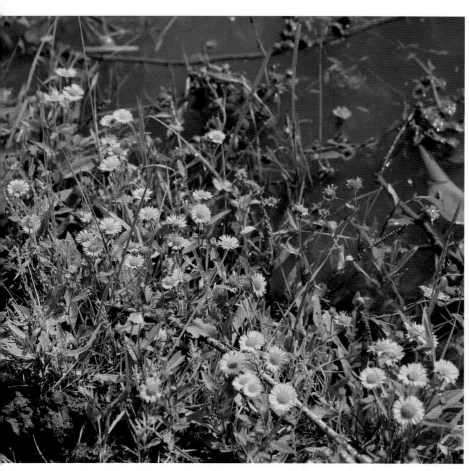
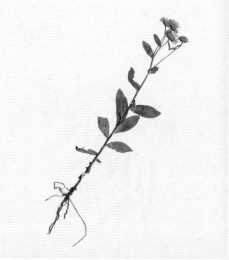
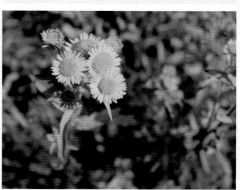

菊科 Compositae　旋覆花属 *Inula*

# 欧亚旋覆花 *Inula britanica* L.

**别　　名**　　旋覆花、大花旋覆花。

**蒙 文 名**　　阿拉坦－导苏乐－其其格。

**药用部位**　　中药：全草（金沸草）或头状花序（旋覆花）、根（旋覆花根）。

　　　　　　　蒙药：头状花序（阿拉坦－导苏乐－其其格）。

**生长环境**　　生于草甸及湿润农田。

**中医功效**　　金沸草：有小毒。散风寒，化痰饮，消肿毒。用于风寒咳嗽，痰多气喘，胁下胀痛，疔疮肿毒。

　　　　　　　旋覆花：消痰行水，降气止呕。用于咳喘痰多，胸膈痞闷，呃逆，噫气，呕吐，水肿。

　　　　　　　旋覆花根：祛风除湿，散瘀止痛，止咳平喘。用于风湿痹痛，跌仆损伤，刀伤肿痛，寒痰咳喘，胆结石，胁痛。

**蒙医功效**　　镇刺痛，杀"粘"，燥"协日乌素"，愈伤。用于"粘"病刺痛症，"发症"，骨折，金伤。

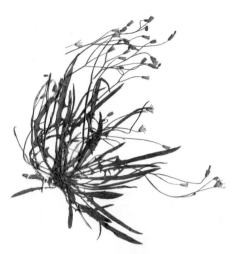

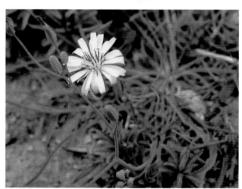

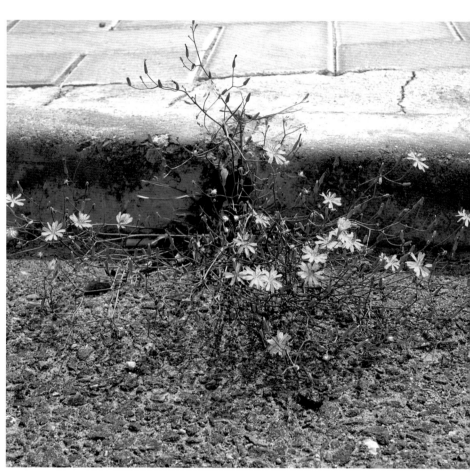

菊科 Compositae 小苦荬属 *Ixeridium*

# 中华小苦荬 *Ixeridium chinense* (Thunb.) Tzvel.

| 别　　名 | 山苦荬、小苦苣、黄鼠草。 |
| --- | --- |
| 蒙文名 | 苏斯－额布斯。 |
| 药用部位 | 中药：全草（山苦荬）。<br>蒙药：全草（苏斯－额布斯）。 |
| 生长环境 | 生于山地、灌丛、沟谷田间。 |
| 中医功效 | 清热解毒，凉血，化瘀。用于痢疾，泄泻，肠痈，盆腔炎，肺热咳嗽，吐血，痈疮疖肿，跌仆损伤。 |
| 蒙医功效 | 平"协日"，清热。用于"协日"热，血热，黄疸。 |

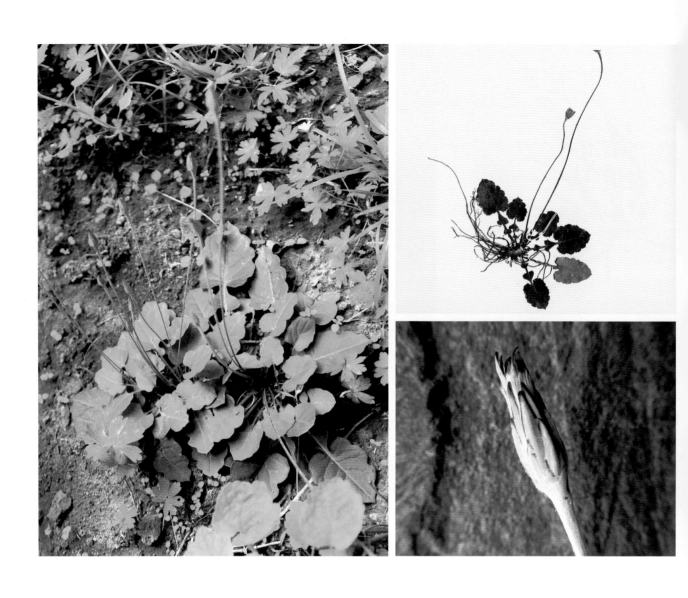

菊科 Compositae　大丁草属 *Gerbera*

# 大丁草 *Gerbera anandria* (L.) Sch.-Bip.

| | |
|---|---|
| **别　　名** | 臁草、烧金草、地丁。 |
| **蒙 文 名** | 哈达嘎存－额布斯。 |
| **药用部位** | 中药：全草（大丁草）。 |
| | 蒙药：全草（哈达嘎存－额布斯）。 |
| **生长环境** | 生于林地、灌丛、山地、田间。 |
| **中医功效** | 清热止咳，利湿，解毒。用于肺热喘咳，淋病，水肿，泄泻，痢疾，风湿关节痛，痈疖肿毒，臁疮，烫火伤，外伤出血。 |
| **蒙医功效** | 清热解毒，消痈肿。用于化脓性炎症，痈疽疔疮，高热烦躁，黄疸，肠炎，痢疾。 |

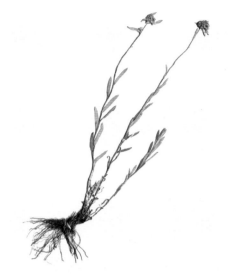

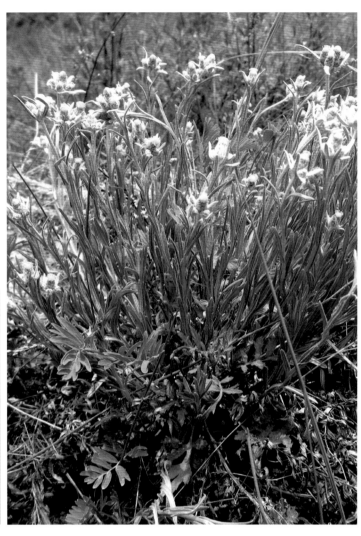

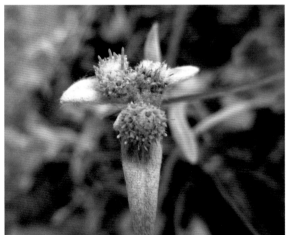

菊科 Compositae　火绒草属 *Leontopodium*

# 火绒草 *Leontopodium leontopodioides* (Willd.) Beauv.

**别　　名**　火绒蒿、大头毛香、老头草。

**蒙 文 名**　查干 – 阿荣。

**药用部位**　中药：全草（火绒草）。

　　　　　　蒙药：全草（查干 – 阿荣）。

**生长环境**　生于干旱草原、黄土坡地、石砾地、山区草地，稀生于湿润地。

**中医功效**　清热凉血，利尿。用于急、慢性肾炎，尿血，尿道炎。

**蒙医功效**　清肺止咳，祛痰。用于肺热咳嗽，咳痰不爽，肺脓肿，喘咳，痰中带血，感冒咳嗽。

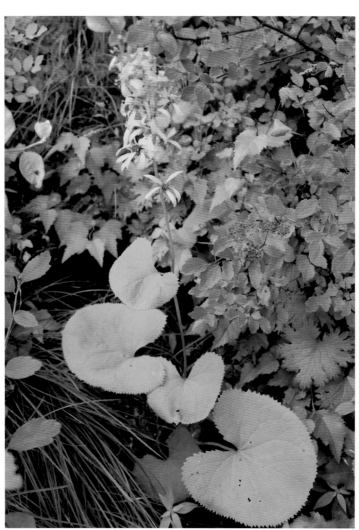
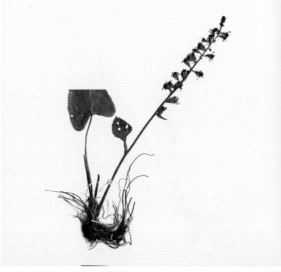
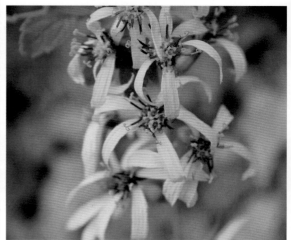

菊科 Compositae　橐吾属 *Ligularia*

# 蹄叶橐吾 *Ligularia fischeri* (Ledeb.) Turcz.

| | |
|---|---|
| **别　　名** | 肾叶橐吾、山紫菀。 |
| **蒙 文 名** | 汗达盖－赫勒。 |
| **药用部位** | 中药：根及根茎（蹄叶橐吾）。 |
| | 蒙药：全草（汗达盖－赫勒）。 |
| **生长环境** | 生于林缘、河边草甸。 |
| **中医功效** | 宣肺利气，化痰止咳，活血止痛。用于风寒感冒，咳嗽痰多，肺痈，咳吐脓血，慢性咳喘，跌仆损伤，腰腿痛。 |
| **蒙医功效** | 催吐，解毒，愈伤，燥"协日乌素"。用于寒性"协日"病，"协日"性头痛，食积不消，胃痞，铁锈"巴达干"病，中毒症，肠痧，虫痧，肺脓肿。 |

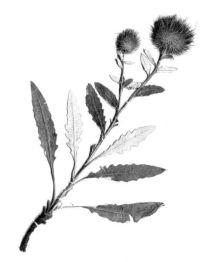

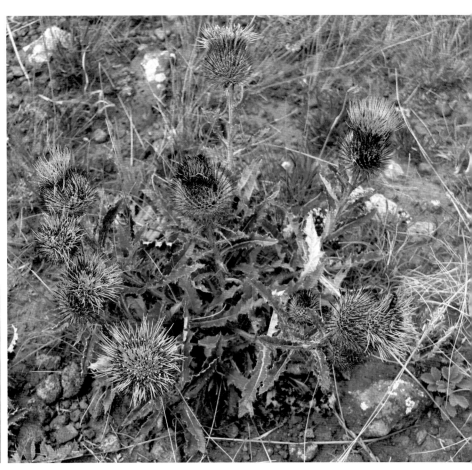

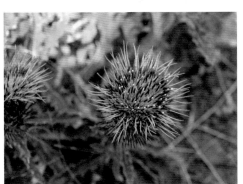

菊科 Compositae　蝟菊属 *Olgaea*

# 蝟菊 *Olgaea lomonosowii* (Trautv.) Iljin

| | |
|---|---|
| **别　　名** | 大蓟、鳍蓟。 |
| **蒙 文 名** | 扎日阿嘎拉吉。 |
| **药用部位** | 中药：全草（猬菊）。 |
| | 蒙药：全草（扎日阿嘎拉吉）。 |
| **生长环境** | 生于山谷、山坡、沙窝或河槽地。 |
| **中医功效** | 清热解毒，化瘀，止血。用于痈疮肿毒，衄血，崩漏，外伤出血。 |
| **蒙医功效** | 清热解毒，消肿，止血。用于痈疮肿毒，瘰疬，各种出血。 |

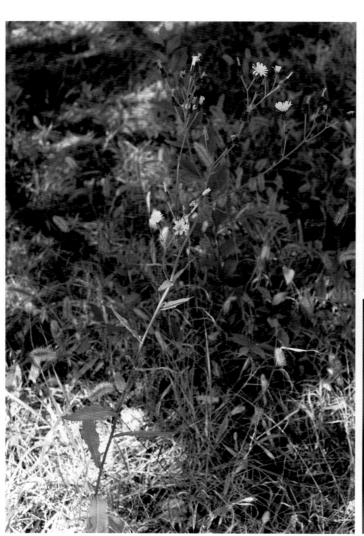
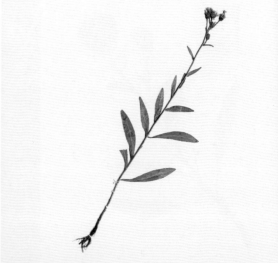
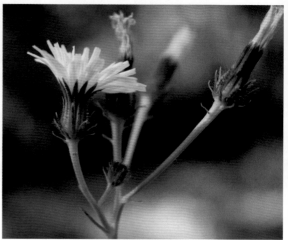

菊科 Compositae　毛连菜属 *Picris*

# 毛连菜 *Picris hieracioides* L.

**别　　名**　　枪刀菜。

**蒙 文 名**　　希日图如古。

**药用部位**　　中药：花序（毛连菜）。

　　　　　　　蒙药：全草（希日图如古）。

**生长环境**　　生于山坡草地、林下、沟边、田间、撂荒地或沙滩地。

**中医功效**　　泻火解毒，祛瘀止痛，利小便。用于痈疮肿毒，跌仆损伤，泄泻，小便不利。

**蒙医功效**　　清热，解毒，消肿，杀"粘"，止痛。用于瘟疫，流行性感冒，阵刺痛，"发症"，乳痈。

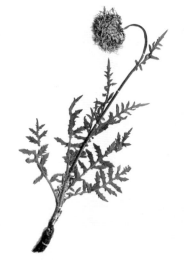

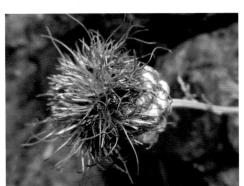

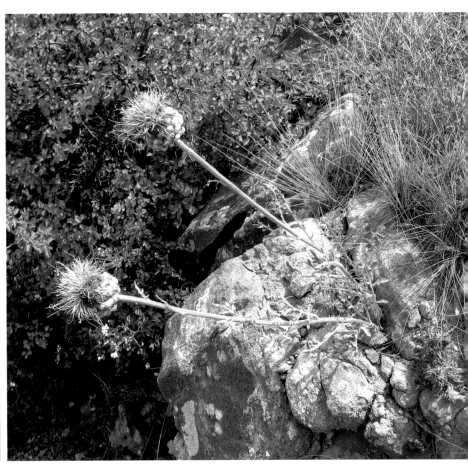

菊科 Compositae　漏芦属 *Stemmacantha*

# 漏芦 *Stemmacantha uniflora* (L.) Dittrich

| | |
|---|---|
| **别　　名** | 祁州漏芦、大脑袋花、土烟叶。 |
| **蒙文名** | 洪古乐－珠日。 |
| **药用部位** | 中药：根（漏芦）。<br>蒙药：花序（洪古乐－珠日）。 |
| **生长环境** | 生于山地草原、草甸草原、石质沙坡。 |
| **中医功效** | 清热解毒，下乳，舒筋脉，消痈。用于痈疽肿毒，瘰疬，乳痈，乳房胀痛，乳汁不下，湿痹拘挛，骨节疼痛。 |
| **蒙医功效** | 清热解毒，止痛，杀"粘"。用于流行性感冒，瘟疫，猩红热，麻疹，"发症"，结喉，痢疾，心热，搏热，实热，久热，伤热，"协日"热，血热，肠刺痛，阵刺痛。 |

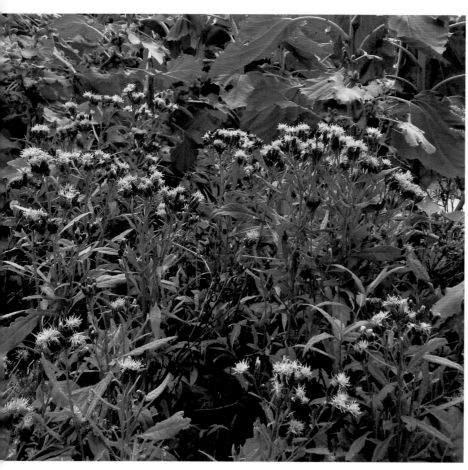
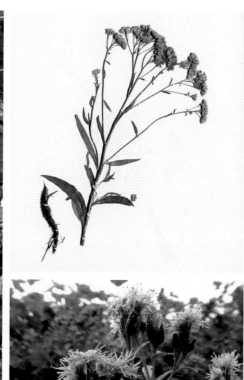

菊科 Compositae　风毛菊属 *Saussurea*

# 草地风毛菊 *Saussurea amara* (L.) DC.

| | |
|---|---|
| **别　　名** | 驴耳风毛菊、羊耳朵。 |
| **蒙 文 名** | 哈拉特日干那。 |
| **药用部位** | 中药：全草（草地风毛菊）。 |
| | 蒙药：全草（哈拉特日干那）。 |
| **生长环境** | 生于荒地、路边、森林草地、山坡、草原、盐碱地、河堤、沙丘、湖边、水边。 |
| **中医功效** | 清热解毒，消肿。用于瘰疬，痄腮，疔肿。 |
| **蒙医功效** | 清热解毒，止痛，杀"粘"，消肿。用于流行性感冒，瘟疫，麻疹，猩红热，"发症"，结喉，痢疾，心热，搏热，实热，久热，伤热，"协日"热，血热，肠刺痛，阵刺痛。 |

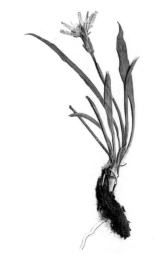

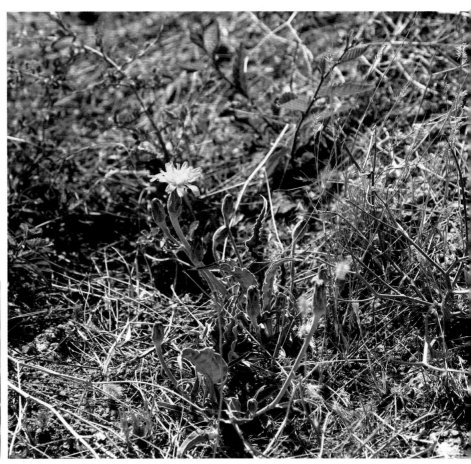

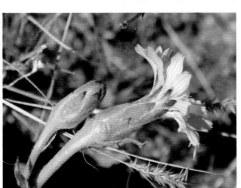

菊科 Compositae　鸦葱属 *Scorzonera*

# 鸦葱 *Scorzonera austriaca* Willd.

| | |
|---|---|
| **别　　名** | 奥国鸦葱、羊奶子。 |
| **蒙 文 名** | 塔拉音－哈比斯干那。 |
| **药用部位** | 中药：全草或根（鸦葱）。 |
| | 蒙药：根（塔拉音－哈比斯干那）。 |
| **生长环境** | 生于山坡、草滩或河滩地。 |
| **中医功效** | 清热解毒，消肿，通乳。用于疔毒恶疮，乳痈，乳汁不下，结核性淋巴结炎，肺结核，跌仆损伤，蛇虫咬伤。 |
| **蒙医功效** | 清热解毒，消炎，通乳。用于疔毒恶疮，乳痈，外感风热。 |

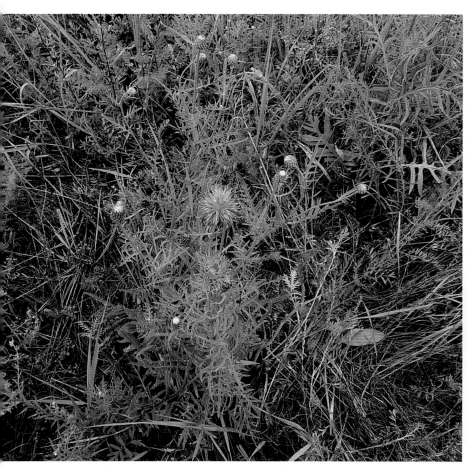

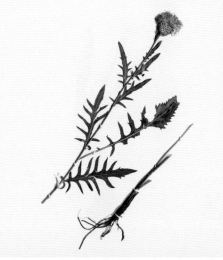

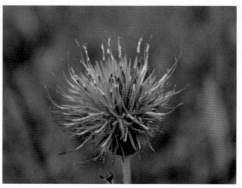

菊科 Compositae　麻花头属 *Serratula*

# 麻花头 *Serratula centauroides* L.

| | |
|---|---|
| **别　　名** | 花儿柴、假泥胡菜。 |
| **蒙 文 名** | 洪古日－扎拉。 |
| **药用部位** | 中药：根（麻花头）。 |
| **生长环境** | 生于草原地带。 |
| **中医功效** | 散风透疹，清热解毒，升阳举陷。用于风热头痛，麻疹透发不畅，斑疹，肺热咳喘，咽喉肿痛，胃火牙痛，久泻脱肛，子宫脱垂。 |

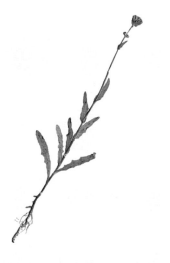
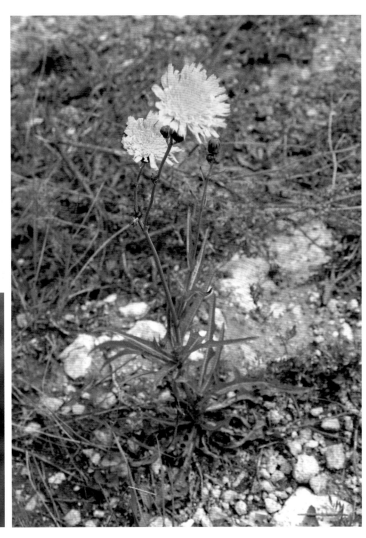
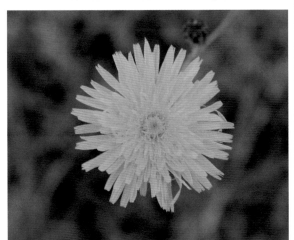

菊科 Compositae　苦苣菜属 *Sonchus*

# 苣荬菜 *Sonchus arvensis* L.

**别　　名**　荬菜、野苦菜、野苦荬。

**蒙 文 名**　嘎希棍－诺高。

**药用部位**　中药：全草（苣荬菜）。

　　　　　　蒙药：全草（嘎希棍－诺高）。

**生长环境**　生于田野、路旁。

**中医功效**　清热解毒，凉血止血。用于咽喉肿痛，肠炎，痢疾，黄疸，吐血，衄血，便血，
　　　　　　崩漏，血淋，痈肿疔疮，肠痈，乳痈，痔瘘，毒蛇咬伤。

**蒙医功效**　清热解毒，平"协日"，开胃。用于"协日"热，口苦，口渴，发热，不思饮食，
　　　　　　反酸，胃痛，嗳气，"巴达干宝日"病。

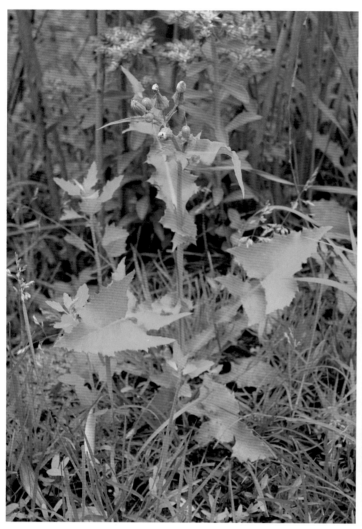
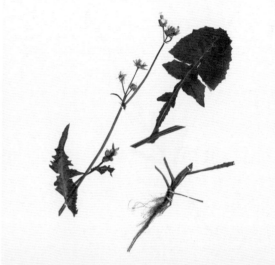
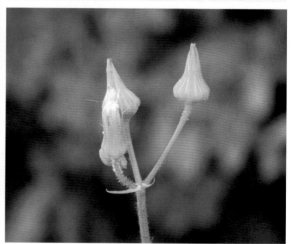

菊科 Compositae　苦苣菜属 *Sonchus*

# 苦苣菜 *Sonchus oleraceus* L.

| | |
|---|---|
| **别　　名** | 滇苦菜、苦菜、苦荬菜。 |
| **蒙 文 名** | 嘎希棍－诺高。 |
| **药用部位** | 中药：全草（苦苣菜）。 |
| | 蒙药：全草（嘎希棍－诺高）。 |
| **生长环境** | 生于山坡或山谷林缘、林下或平地田间、空旷处或近水处。 |
| **中医功效** | 清热解毒，凉血止血。用于咽喉肿痛，肠炎，痢疾，黄疸，吐血，衄血，便血，崩漏，血淋，痈肿疔疮，肠痈，乳痈，痔瘘，毒蛇咬伤。 |
| **蒙医功效** | 清热解毒，平“协日”，开胃。用于“协日”热，口苦，口渴，发热，不思饮食，泛酸，胃痛，嗳气，“巴达干宝日”病。 |

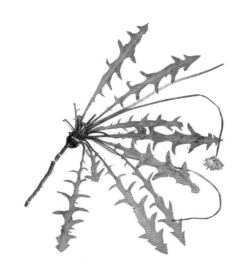

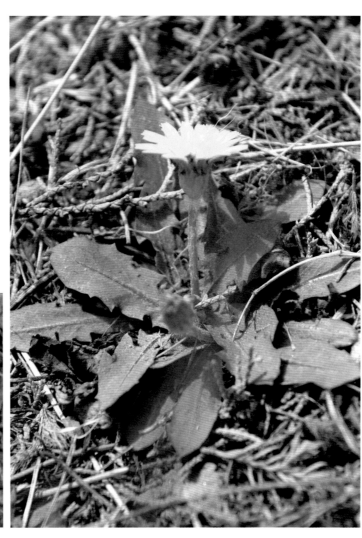

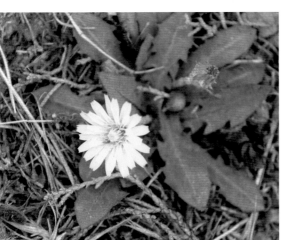

菊科 Compositae 蒲公英属 *Taraxacum*

# 蒲公英 *Taraxacum mongolicum* Hand.-Mazz.

| | |
|---|---|
| 别　　名 | 蒙古蒲公英、黄花地丁、婆婆丁。 |
| 蒙 文 名 | 巴嘎巴盖 – 其其格。 |
| 药用部位 | 中药：全草（蒲公英）。 |
| | 蒙药：全草（巴嘎巴盖 – 其其格）。 |
| 生长环境 | 生于中、低海拔地区的山坡草地、田野或河滩。 |
| 中医功效 | 清热解毒，消肿散结，利尿通淋。用于疔疮肿毒，乳痈，肺痈，肠痈，瘰疬，疔腮，目赤肿痛，咽喉肿痛，泄泻，痢疾，急性黄疸性肝炎，胆囊炎，热淋涩痛，白带，蛇虫咬伤，烫火伤。 |
| 蒙医功效 | 清热解毒，平"协日"，开胃。用于乳痈，瘟疫，淋巴结炎，黄疸，口苦，口渴，发热，胃热，不思饮食，"宝日"病，食物中毒，陈热。 |

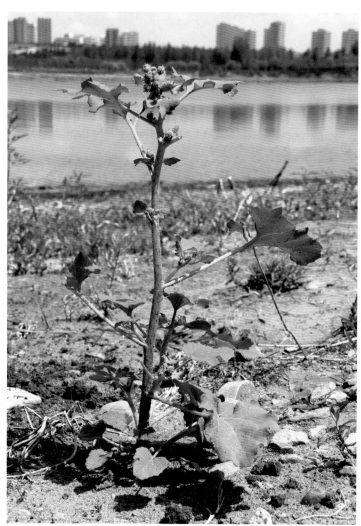
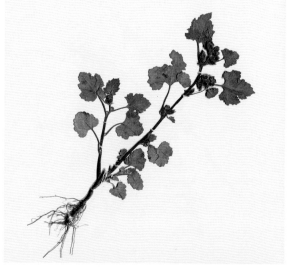
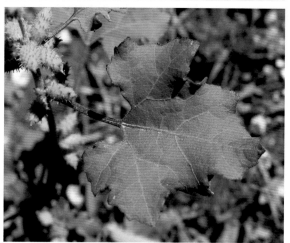

菊科 Compositae　苍耳属 *Xanthium*

# 苍耳 *Xanthium sibiricum* Patrin ex Widder

| | |
|---|---|
| **别　　名** | 菤耳、粘头婆、虱马头。 |
| **蒙文名** | 好您－章古。 |
| **药用部位** | 中药：全草（苍耳草）或果实（苍耳子）。 |
| | 蒙药：全草（好您－章古）。 |
| **生长环境** | 生于荒野路边、田边。 |
| **中医功效** | 苍耳草：有小毒。祛风，清热，解毒杀虫。用于风湿痹痛，四肢拘挛，麻风，疔毒，皮肤湿疹，毒虫咬伤。 |
| | 苍耳子：有小毒。祛风湿，通鼻窍，止痛。用于风寒头痛，鼻渊头痛，时流浊涕，鼻塞不通，风湿痹痛，四肢拘挛，皮肤瘙痒。 |
| **蒙医功效** | 有毒。愈伤。用于疮疡，外伤。 |

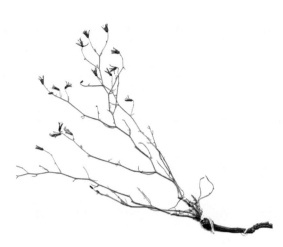

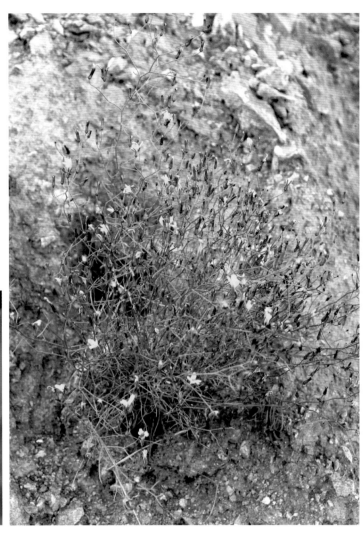

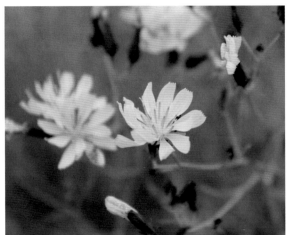

菊科 Compositae　黄鹌菜属 *Youngia*

# 细叶黄鹌菜 *Youngia tenuifolia* (Willd.) Babcock et Stebbins

| | |
|---|---|
| **别　　名** | 蒲公幌。 |
| **蒙 文 名** | 杨给日干那。 |
| **药用部位** | 中药：全草或根（黄鹌菜）。 |
| **生长环境** | 生于山坡、高山与河滩草甸、水边或沟底砾石地。 |
| **中医功效** | 清热解毒，利尿消肿，止痛。用于感冒，咽痛，结膜炎，乳痈，牙痛，疮疖肿毒，毒蛇咬伤，痢疾，肝硬化腹水，急性肾炎，淋浊，血尿，白带，风湿关节炎，跌仆损伤。 |

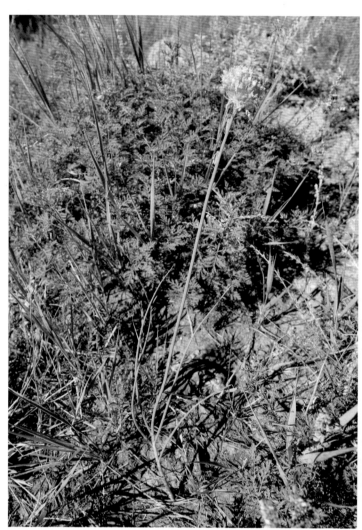
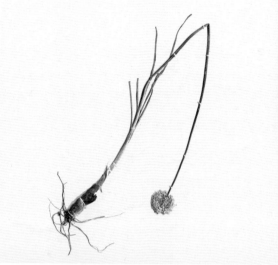
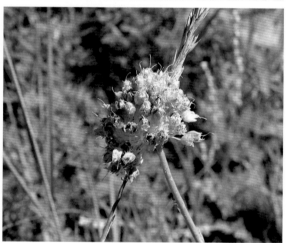

百合科 Liliaceae　葱属 *Allium*

# 黄花葱 *Allium condensatum* Turcz.

| | |
|---|---|
| **别　　名** | 药葱。 |
| **蒙 文 名** | 西日 - 松根。 |
| **药用部位** | 中药：全草或鳞茎（黄花葱）。 |
| **生长环境** | 生于山坡或草地上。 |
| **中医功效** | 养精血，散瘀，止血，止痛，化痰。 |

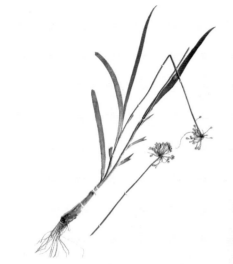

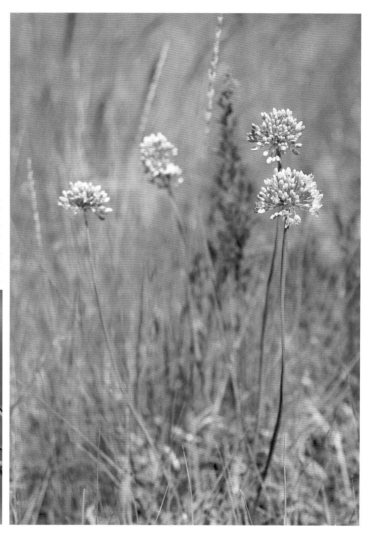

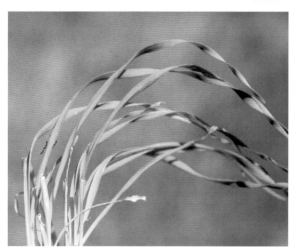

百合科 Liliaceae　葱属 *Allium*

# 山韭 *Allium senescens* L.

| | |
|---|---|
| **别　　名** | 岩葱。 |
| **蒙 文 名** | 昂给日。 |
| **药用部位** | 中药：全草（山韭）。 |
| **生长环境** | 生于海拔 2000m 以下的草原、草甸或山坡。 |
| **中医功效** | 健脾开胃，补肾缩尿。用于脾胃气虚，饮食减少，肾虚不固，小便频数。 |

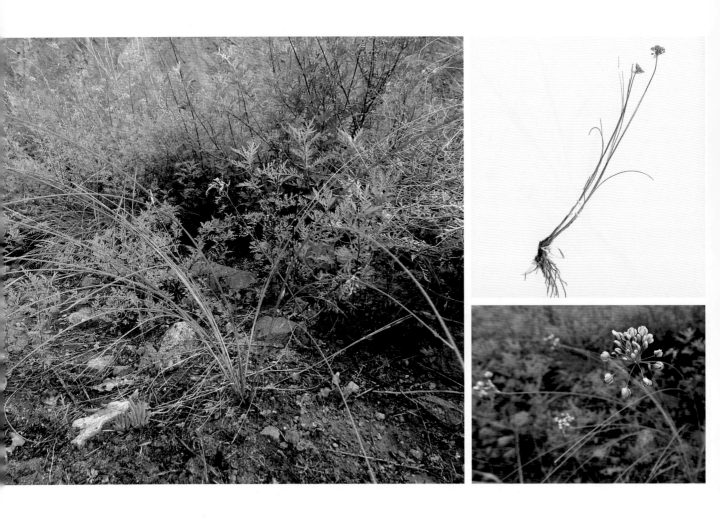

百合科 Liliaceae　葱属 *Allium*

# 细叶韭 *Allium tenuissimum* L.

| | |
|---|---|
| **别　　名** | 细丝韭、细叶葱、札麻。 |
| **蒙 文 名** | 札芒。 |
| **药用部位** | 中药：全草。 |
| | 蒙药：全草（札芒）。 |
| **生长环境** | 生于草原、山地草原的山坡、沙地上。 |
| **中医功效** | 解毒壮阳，软化血管，抗肿瘤。用于高血糖症，高脂血症。 |
| **蒙医功效** | 补肾壮阳。用于肾虚，阳痿体虚。 |

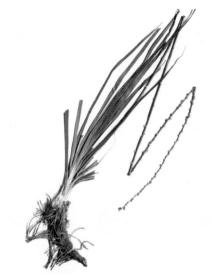

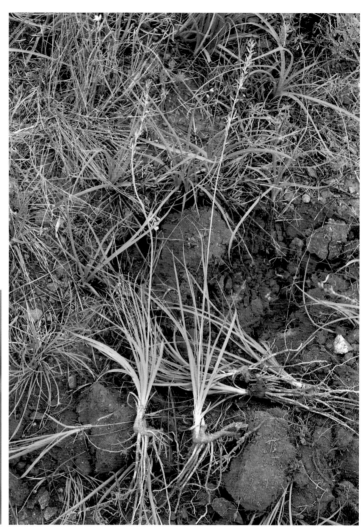

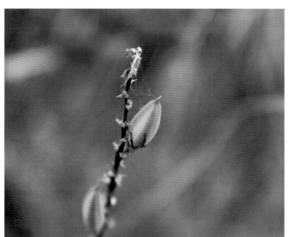

百合科 Liliaceae　知母属 *Anemarrhena*

# 知母
*Anemarrhena asphodeloides* Bunge

**别　　名**　兔子油草、穿地龙。

**蒙 文 名**　陶来音－汤乃。

**药用部位**　中药：根茎（知母）。

　　　　　　蒙药：根茎（陶来音－汤乃）。

**生长环境**　生于山坡、草地或路旁较干燥或向阳处。

**中医功效**　清热泻火，滋阴润燥。用于外感热病，高热烦渴，肺热燥咳，痰稠不爽，骨
　　　　　　蒸潮热，盗汗，消渴，肠燥便秘。

**蒙医功效**　清热降火，润燥，止咳，安胎。用于热病烦渴，肺热咳嗽，骨蒸痨热，胎动不安。

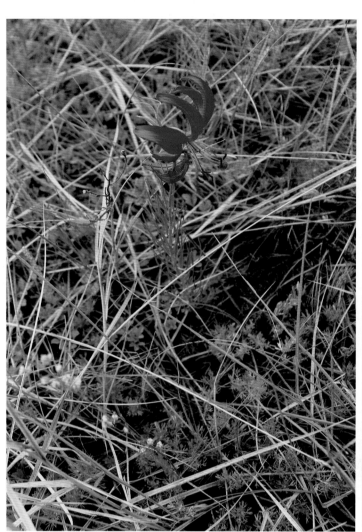
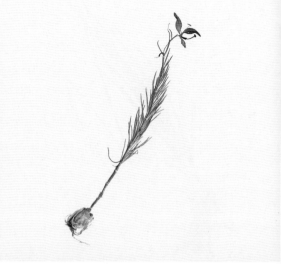
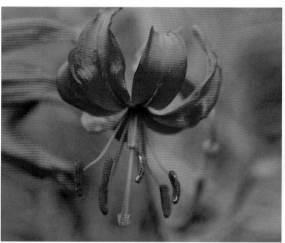

百合科 Liliaceae　百合属 *Lilium*

# 山丹 *Lilium pumilum* DC.

| | |
|---|---|
| **别　　名** | 细叶百合。 |
| **蒙 文 名** | 萨日娜。 |
| **药用部位** | 中药：鳞茎（百合）<br>蒙药：鳞茎（萨日娜） |
| **生长环境** | 生于山坡草地或林缘。 |
| **中医功效** | 润肺止咳，清心安神。用于肺热咳嗽，劳嗽咯血，虚烦惊悸，精神恍惚，失眠多梦。 |
| **蒙医功效** | 清热，解毒，清"协日乌素"，接骨，愈伤，止咳。用于毒热，筋骨损伤，创伤出血，肺热咳嗽，肺"宝日"，月经过多，虚热症。 |

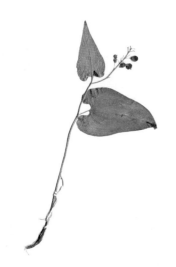

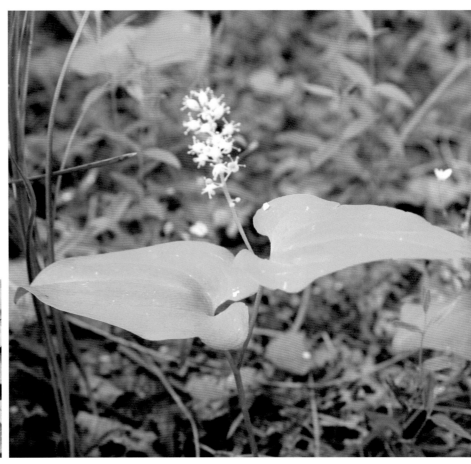

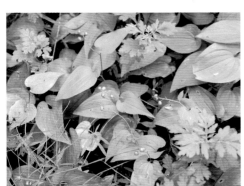

百合科 Liliaceae  舞鹤草属 *Maianthemum*

# 舞鹤草 *Maianthemum bifolium* (L.) F. W. Schmidt

**别　　名**　　二叶舞鹤草。

**蒙文名**　　转西乐 – 其其格。

**药用部位**　　中药：全草（舞鹤草）。

**生长环境**　　生于高山阴坡林下。

**中医功效**　　凉血止血，清热解毒。用于吐血，尿血，月经过多，外伤出血，瘰疬脓肿，疥癣。

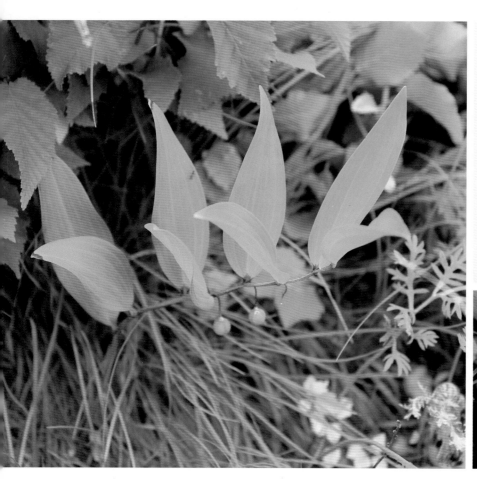
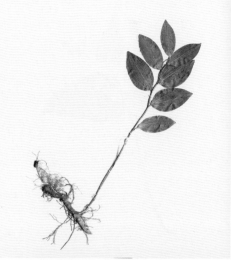
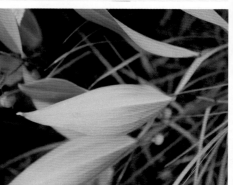

百合科 Liliaceae　黄精属 *Polygonatum*

# 玉竹 *Polygonatum odoratum* (Mill.) Druce

| | |
|---|---|
| **别　　名** | 地管子、尾参、铃铛菜。 |
| **蒙 文 名** | 毛胡日－查干。 |
| **药用部位** | 中药：根茎（玉竹）。<br>蒙药：根茎（毛胡日－查干）。 |
| **生长环境** | 生于林下或山野阴坡。 |
| **中医功效** | 养阴润燥，生津止渴。用于肺胃阴伤，口燥咽干，烦渴，虚劳发热，燥热咳嗽，干咳少痰，消渴，小便频数，心悸气短，乏力。 |
| **蒙医功效** | 生津，强壮，补肾，祛"协日乌素"，温中。用于久病体弱，肾寒，阳痿，遗精，腰腿痛，浮肿，"赫依"病，寒性"协日乌素"病，胃"巴达干"病，胃寒，食积，腹泻。 |

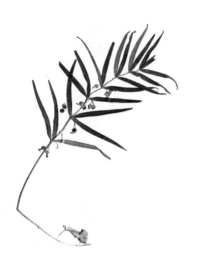

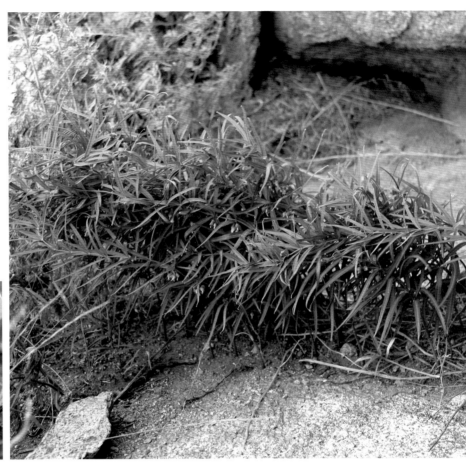

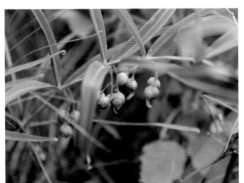

百合科 Liliaceae　黄精属 *Polygonatum*

# 黄精 *Polygonatum sibiricum* Delar. ex Redouté

| 别　　名 | 鸡头黄精、黄鸡菜、笔管菜。 |
|---|---|
| 蒙 文 名 | 查干－浩日。 |
| 药用部位 | 中药：根茎（黄精）。 |
| | 蒙药：根茎（查干－浩日）。 |
| 生长环境 | 生于林下、灌丛或山坡阴处。 |
| 中医功效 | 益气养阴，补脾润肺，生津。用于脾胃虚弱，体倦乏力，食欲不振，心悸，气短，肺虚燥咳，津伤口渴，消渴，肾虚精亏，腰膝酸软；外用于脚癣。 |
| 蒙医功效 | 温中开胃，排脓，清"协日乌素"，强壮，生津，祛"巴达干"。用于身体虚弱，胃寒，消化不良，食积，腹泻，肾寒，滑精，阳痿，头晕目眩，寒性"协日乌素"病，腰腿痛，"巴达干"病。 |

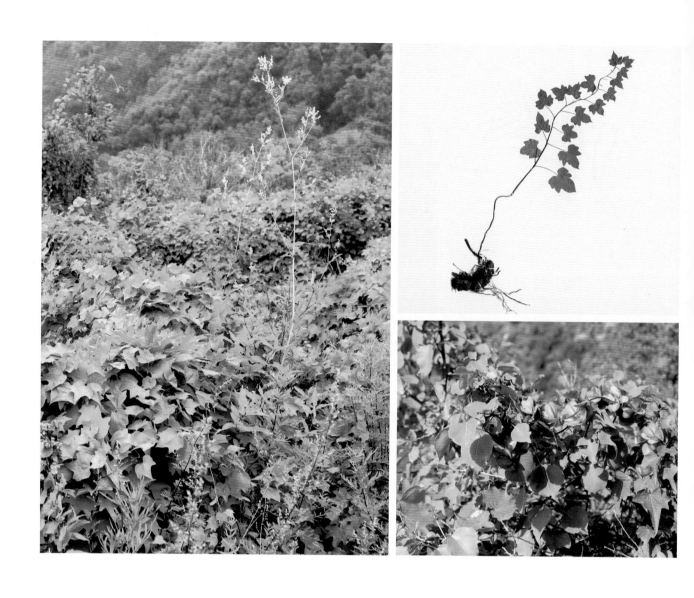

薯蓣科 Dioscoreaceae　薯蓣属 *Dioscorea*

# 穿龙薯蓣 *Dioscorea nipponica* Makino

| | |
|---|---|
| **别　　名** | 穿山龙、山常山。 |
| **蒙 文 名** | 乌和日－敖日洋古。 |
| **药用部位** | 中药：根茎（穿山龙）。 |
| **生长环境** | 生于河谷山坡灌丛、疏林或林缘。 |
| **中医功效** | 舒筋活络，祛风止痛，祛痰，截疟。用于风寒湿痹，腰腿痛，筋骨麻木，大骨节病，扭挫伤，支气管炎，疟疾。 |

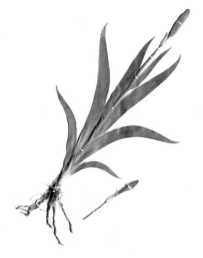

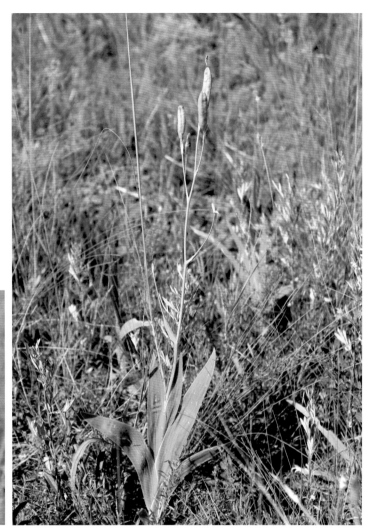

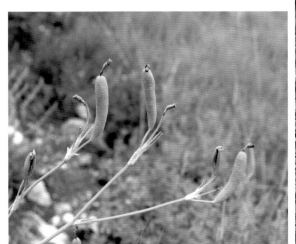

鸢尾科 Iridaceae　鸢尾属 *Iris*

# 野鸢尾 *Iris dichotoma* Pall.

| 别　　名 | 交剪草、野萱花。 |
|---|---|
| 蒙 文 名 | 沙日－海其－额布苏。 |
| 药用部位 | 中药：根茎（射干鸢尾）。 |
|  | 蒙药：根茎（沙日－海其－额布苏）。 |
| 生长环境 | 生于砂质草地、山坡石隙等向阳干燥处。 |
| 中医功效 | 清热解毒，消痰，利咽。用于热毒痰火郁结，咽喉肿痛，痰涎壅盛，咳嗽气喘。 |
| 蒙医功效 | 祛"巴达干"，止咳。用于恶心，呕吐，"宝日"增盛期，胃痛。 |

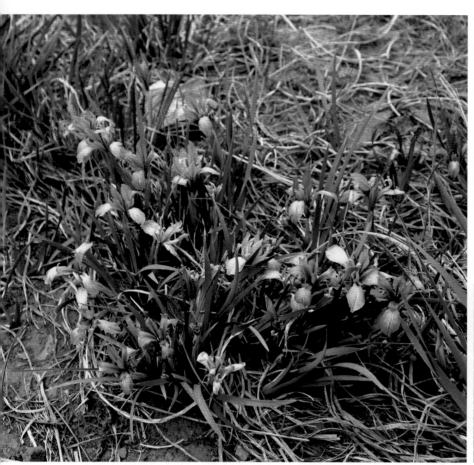
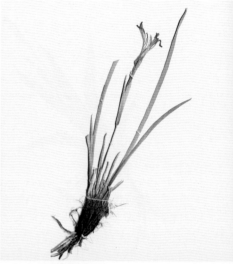
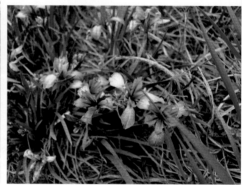

鸢尾科 Iridaceae　鸢尾属 *Iris*

# 马蔺 *Iris lactea* Pall. var. *chinensis* (Fisch.) Koidz.

| | |
|---|---|
| **别　　名** | 马莲、马兰、旱蒲。 |
| **蒙文名** | 查黑乐得格。 |
| **药用部位** | 中药：种子（马蔺子）、花（马蔺花）、根茎（马蔺根）。 |
| | 蒙药：花、种子（查黑乐得格）。 |
| **生长环境** | 生于草原带的河滩、盐碱滩地，为盐化草甸建群种。 |
| **中医功效** | 马蔺子：凉血止血，清热利湿。用于急性黄疸性肝炎，吐血，衄血，崩漏，白带，小便不利，泻痢，疝痛，痈疮肿毒，外伤出血。 |
| | 马蔺花：清热解毒，止血，利尿。用于咽喉肿痛，吐血，衄血，咯血，小便不利，痈疮疔肿。 |
| | 马蔺根：清热解毒。用于咽喉肿痛，传染性肝炎，痔疮，牙痛。 |
| **蒙医功效** | 杀虫，止痛，解毒，消食，解痉，退黄，治伤，生肌，排脓，燥"协日乌素"。用于胃痧证，霍乱，蛲虫病，虫积腹痛，虫牙，皮肤瘙痒，毒热，疮疡，烫伤，脚疮，黄疸，胁痛，口苦。 |

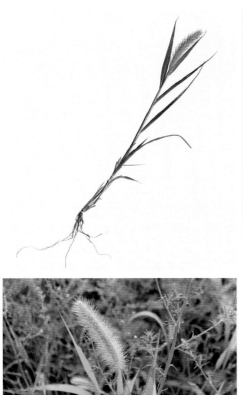

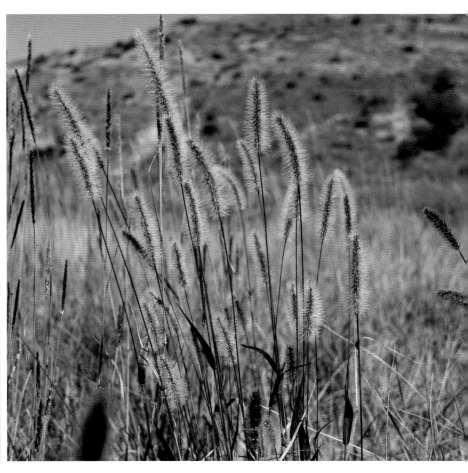

禾本科 Gramineae　狗尾草属 *Setaria*

# 狗尾草 *Setaria viridis* (L.) Beauv.

**别　　名**　谷莠子、莠。

**蒙 文 名**　乌仁素勒。

**药用部位**　中药：全草（狗尾草）。

　　　　　　蒙药：果实（乌仁素勒）。

**生长环境**　生于荒地、田野、沙地、山坡。

**中医功效**　祛风明目，清热除湿，利尿，消肿排脓。用于风热感冒，目赤肿痛，目翳，沙眼，

　　　　　　黄疸性肝炎，小便不利，痈肿，疮癣，瘰疬。

**蒙医功效**　止泻。用于久泻腹痛，嗳气。

# 汉语拼音索引

**A**

阿尔泰狗娃花　178

**B**

巴天酸模　16
白花枝子花　130
白毛银露梅　65
白屈菜　42
百里香　140
斑叶堇菜　99
瓣蕊唐松草　40
薄荷　134
北苍术　168
北方拉拉藤　117
北乌头　28
萹蓄　11
扁蕾　113
并头黄芩　139
播娘蒿　48

**C**

苍耳　194
糙苏　136
糙叶黄芪　75
草地风毛菊　188
草麻黄　6
草木犀　79
侧柏　5
叉分蓼　13
茶条槭　91
长瓣铁线莲　33
长梗扁桃　66
长果水苦荬　150
长叶二裂委陵菜　63
长柱沙参　160
朝鲜艾　164
车前　155
柽柳　101
穿龙薯蓣　204
垂果南芥　47

翠雀　34

**D**

达乌里秦艽　110
达乌里芯芭　143
大刺儿菜　172
大丁草　182
大果琉璃草　124
大婆婆纳　151
大籽蒿　166
单瓣黄刺玫　68
地黄　149
地锦　89
地蔷薇　59
地梢瓜　116
地榆　71
独行菜　50
短毛独活　107
钝叶瓦松　55
多裂叶荆芥　137
多序岩黄芪　78
多叶棘豆　80

**E**

峨参　106
鹅绒藤　115
二色补血草　109

**F**

反枝苋　25
返顾马先蒿　147
防风　108
费菜　56

**G**

甘草　77
高山露珠草　102
狗尾草　207
灌木铁线莲　31
光果葶苈　46

**H**

还阳参　173
红柴胡　104
红纹马先蒿　148
花锚　114
华北复盆子　69
华北蓝盆花　158
华北石韦　4
黄花葱　196
黄花列当　154
黄精　203
黄芩　138
火绒草　183

**J**

鸡腿堇菜　96
蒺藜　86
荠　45
尖齿糙苏　135
碱地肤　23
角蒿　153
角茴香　43
节毛飞廉　171
金露梅　64
菊叶香藜　22
苣荬菜　191
聚花风铃草　161
蕨麻　62

**K**

苦苣菜　192
苦荞麦　10
宽苞水柏枝　100
宽叶独行菜　51

**L**

蓝刺头　176
蓝堇草　37
狼毒　94
老牛筋　17

冷蒿　　　　　　165

辽东栎　　　　　　7

辽宁山楂　　　　　60

疗齿草　　　　　　146

鳞叶龙胆　　　　　112

柳穿鱼　　　　　　145

柳兰　　　　　　　103

龙芽草　　　　　　58

耧斗菜　　　　　　29

漏芦　　　　　　　187

路边青　　　　　　61

**M**

麻花头　　　　　　190

麻叶荨麻　　　　　9

马蔺　　　　　　　206

牻牛儿苗　　　　　84

毛连菜　　　　　　186

蒙古黄芪　　　　　74

蒙古莸　　　　　　128

棉团铁线莲　　　　32

墓头回　　　　　　157

**N**

宁夏枸杞　　　　　142

牛蒡　　　　　　　163

**O**

欧亚旋覆花　　　　180

**P**

蓬子菜　　　　　　119

披针叶野决明　　　81

平车前　　　　　　156

蒲公英　　　　　　193

**Q**

茜草　　　　　　　120

芹叶铁线莲　　　　30

秦艽　　　　　　　111

瞿麦　　　　　　　19

拳参　　　　　　　12

**R**

乳浆大戟　　　　　88

**S**

沙棘　　　　　　　95

砂蓝刺头　　　　　175

山丹　　　　　　　200

山尖子　　　　　　170

山韭　　　　　　　197

山柳菊　　　　　　179

山蚂蚱草　　　　　20

山杏　　　　　　　67

山野豌豆　　　　　82

芍药　　　　　　　38

石生齿缘草　　　　125

石生悬钩子　　　　70

鼠掌老鹳草　　　　85

双花堇菜　　　　　97

水葫芦苗　　　　　36

水棘针　　　　　　129

水金凤　　　　　　92

酸模叶蓼　　　　　14

**T**

糖芥　　　　　　　49

蹄叶橐吾　　　　　184

天仙子　　　　　　141

田旋花　　　　　　122

土庄绣线菊　　　　72

菟丝子　　　　　　123

**W**

瓦松　　　　　　　54

歪头菜　　　　　　83

蝟菊　　　　　　　185

舞鹤草　　　　　　201

**X**

西伯利亚乌头　　　26

菥蓂　　　　　　　52

细叉梅花草　　　　57

细须翠雀花　　　　35

细叶白头翁　　　　39

细叶黄鹌菜　　　　195

细叶韭　　　　　　198

细叶婆婆纳　　　　152

细叶砂引草　　　　126

细叶益母草　　　　133

狭叶沙参　　　　　159

夏至草　　　　　　132

线叶菊　　　　　　177

香青兰　　　　　　131

小丛红景天　　　　53

小红菊　　　　　　174

小花鬼针草　　　　169

小黄紫堇　　　　　41

小米草　　　　　　144

小五台瓦韦　　　　3

小叶锦鸡儿　　　　76

斜茎黄芪　　　　　73

兴安柴胡　　　　　105

兴安石竹　　　　　18

**Y**

鸦葱　　　　　　　189

亚麻　　　　　　　87

亚洲蓍　　　　　　162

野葵　　　　　　　93

野罂粟　　　　　　44

野鸢尾　　　　　　205

阴山乌头　　　　　27

银柴胡　　　　　　21

银粉背蕨　　　　　2

榆树　　　　　　　8

玉竹　　　　　　　202

远志　　　　　　　90

**Z**

早开堇菜　　　　　98

知母　　　　　　　199

中华花葱　　　　　121

中华小苦荬　　　　181

中亚车轴草　　　　118

珠芽蓼　　　　　　15

猪毛菜　　　　　　24

紫筒草　　　　　　127

紫菀　　　　　　　167

# 拉丁学名索引

## A

| | |
|---|---|
| *Acer ginnala* Maxim. | 91 |
| *Achillea asiatica* Serg. | 162 |
| *Aconitum barbatum* Pers. var. *hispidum* DC. | 26 |
| *Aconitum flavum* Hand.-Mazz. var. *galeatum* W. T. Wang | 27 |
| *Aconitum kusnezoffii* Reichb. | 28 |
| *Adenophora gmelinii* (Spreng.) Fisch. | 159 |
| *Adenophora stenanthina* (Ledeb.) Kitagawa | 160 |
| *Agrimonia pilosa* Ldb. | 58 |
| *Aleuritopteris argentea* (Gmél.) Fée | 2 |
| *Allium condensatum* Turcz. | 196 |
| *Allium senescens* L. | 197 |
| *Allium tenuissimum* L. | 198 |
| *Amaranthus retroflexus* L. | 25 |
| *Amethystea caerulea* L. | 129 |
| *Amygdalus pedunculata* Pall. | 66 |
| *Anemarrhena asphodeloides* Bunge | 199 |
| *Anthriscus sylvestris* (L.) Hoffm. | 106 |
| *Aquilegia viridiflora* Pall. | 29 |
| *Arabis pendula* L. | 47 |
| *Arctium lappa* L. | 163 |
| *Arenaria juncea* M. Bieb. | 17 |
| *Armeniaca sibirica* (L.) Lam. | 67 |
| *Artemisia argyi* Lévl. et Van. var. *gracilis* Pamp. | 164 |
| *Artemisia frigida* Willd. | 165 |
| *Artemisia sieversiana* Ehrhart ex Willd. | 166 |
| *Aster tataricus* L. f. | 167 |
| *Astragalus adsurgens* Pall. | 73 |
| *Astragalus membranaceus* (Fisch.) Bge. | 74 |
| *Astragalus scaberrimus* Bge. | 75 |
| *Atractylodes chinensis* (DC.) Koidz | 168 |

## B

| | |
|---|---|
| *Bidens parviflora* Willd. | 169 |
| *Bupleurum scorzonerifolium* Willd. | 104 |
| *Bupleurum sibiricum* Vest | 105 |

## C

| | |
|---|---|
| *Campanula glomerata* L. | 161 |
| *Capsella bursa-pastoris* (L.) Medic. | 45 |

| | |
|---|---|
| *Caragana microphylla* Lam. | 76 |
| *Carduus acanthoides* L. | 171 |
| *Caryopteris mongholica* Bunge | 128 |
| *Chamaerhodos erecta* (L.) Bge. | 59 |
| *Chelidonium majus* L. | 42 |
| *Chenopodium foetidum* Schrad. | 22 |
| *Circaea alpina* L. | 102 |
| *Cirsium setosum* (Willd.) Besser ex M. Bieb. | 172 |
| *Clematis aethusifolia* Turcz. | 30 |
| *Clematis fruticosa* Turcz. | 31 |
| *Clematis hexapetala* Pall. | 32 |
| *Clematis macropetala* Ledeb. | 33 |
| *Convolvulus arvensis* L. | 122 |
| *Corydalis raddeana* Regel | 41 |
| *Crataegus sanguinea* Pall. | 60 |
| *Crepis rigescens* Diels | 173 |
| *Cuscuta chinensis* Lam. | 123 |
| *Cymbaria dahurica* L. | 143 |
| *Cynanchum chinense* R. Br. | 115 |
| *Cynanchum thesioides* (Freyn) K. Schum. | 116 |
| *Cynoglossum divaricatum* Staph. ex Lehm. | 124 |

## D

| | |
|---|---|
| *Delphinium grandiflorum* L. | 34 |
| *Delphinium siwanense* Franch. var. *leptopogon* (Hand.-Mazz.) W. T. Wang | 35 |
| *Dendranthema chanetii* (Lévl.) Shih | 174 |
| *Descurainia sophia* (L.) Webb ex Prantl | 48 |
| *Dianthus chinensis* L. var. *versicolor* (Fisch. ex Link) Y. C. Ma | 18 |
| *Dianthus superbus* L. | 19 |
| *Dioscorea nipponica* Makino | 204 |
| *Draba nemorosa* L. var. *leiocarpa* Lindbl. | 46 |
| *Dracocephalum heterophyllum* Benth. | 130 |
| *Dracocephalum moldavica* L. | 131 |

## E

| | |
|---|---|
| *Echinops gmelini* Turcz. | 175 |
| *Echinops sphaerocephalus* L. | 176 |
| *Ephedra sinica* Stapf | 6 |

Epilobium angustifolium L. 103

Eritrichium rupestre (Pall.) Bge. 125

Erodium stephanianum Willd. 84

Erysimum bungei (Kitag.) Kitag. 49

Euphorbia esula L. 88

Euphorbia humifusa Willd. 89

Euphrasia pectinata Ten. 144

**F**

Fagopyrum tataricum (L.) Gaertn. 10

Filifolium sibiricum (L.) Kitam. 177

**G**

Galium boreale L. 117

Galium rivale (Sibth. et Smith) Griseb. 118

Galium verum L. 119

Gentiana dahurica Fisch. 110

Gentiana macrophylla Pall. 111

Gentiana squarrosa Ldb. 112

Gentianopsis barbata (Froel.) Ma 113

Geranium sibiricum L. 85

Gerbera anandria (L.) Sch.-Bip. 182

Geum aleppicum Jacq. 61

Glycyrrhiza uralensis Fisch. 77

**H**

Halenia corniculata (L.) Cornaz 114

Halerpestes cymbalaria (Pursh) Green 36

Hedysarum polybotrys Hand.-Mazz. 78

Heracleum moellendorffii Hance 107

Heteropappus altaicus (Willd.) Novopokr. 178

Hieracium umbellatum L. 179

Hippophae rhamnoides L. 95

Hyoscyamus niger L. 141

Hypecoum erectum L. 43

**I**

Impatiens noli-tangere L. 92

Incarvillea sinensis Lam. 153

Inula britanica L. 180

Iris dichotoma Pall. 205

Iris lactea Pall. var. chinensis (Fisch.) Koidz. 206

Ixeridium chinense (Thunb.) Tzvel. 181

**K**

Kochia scoparia (L.) Schrad. var. sieversiana (Pall.) Ulbr. ex
    Aschers. et Graebn. 23

**L**

Lagopsis supina (Steph. ex Willd.) Ik.-Gal. ex Knorr. 132

Leontopodium leontopodioides (Willd.) Beauv. 183

Leonurus sibiricus L. 133

Lepidium apetalum Willd. 50

Lepidium latifolium L. 51

Lepisorus hsiawutaiensis Ching et S. K. Wu 3

Leptopyrum fumarioides (L.) Reichb. 37

Ligularia fischeri (Ledeb.) Turcz. 184

Lilium pumilum DC. 200

Limonium bicolor (Bge.) Kuntze 109

Linaria vulgaris Mill. 145

Linum usitatissimum L. 87

Lycium barbarum L. 142

**M**

Maianthemum bifolium (L.) F. W. Schmidt 201

Malva verticillata L. 93

Melilotus officinalis (L.) Pall. 79

Mentha haplocalyx Briq. 134

Messerschmidia sibirica L. var. angustior (DC.) W. T. Wang 126

Myricaria bracteata Royle 100

**O**

Odontites serotina (Lam.) Dum. 146

Olgaea lomonosowii (Trautv.) Iljin 185

Orobanche pycnostachya Hrice 154

Orostachys fimbriatus (Turcz.) Berger 54

Orostachys malacophyllus (Pall.) Fisch. 55

Oxytropis myriophylla (Pall.) DC. 80

**P**

Paeonia lactiflora Pall. 38

Papaver nudicaule L. 44

Parasenecio hastatus (L.) H. Koyama 170

Parnassia oreophila Hance 57

Patrinia heterophylla Bunge 157

Pedicularis resupinata L. 147

Pedicularis striata Pall. 148

Phlomis dentosa Franch. 135

Phlomis umbrosa Turcz. 136

Picris hieracioides L. 186

Plantago asiatica L. 155

Plantago depressa Willd. 156

Platycladus orientalis (L.) Franco 5

Polemonium coeruleum Linn. var. chinense Brand 121

Polygala tenuifolia Willd. 90

Polygonatum odoratum (Mill.) Druce 202

*Polygonatum sibiricum* Delar. ex Redouté … 203

*Polygonum aviculare* L. … 11

*Polygonum bistorta* L. … 12

*Polygonum divaricatum* L. … 13

*Polygonum lapathifolium* L. … 14

*Polygonum viviparum* L. … 15

*Potentilla anserina* L. … 62

*Potentilla bifurca* L. var. *major* Ldb. … 63

*Potentilla fruticosa* L. … 64

*Potentilla glabra* Lodd. var. *mandshurica* (Maxim.)
Hand.-Mazz. … 65

*Pulsatilla turczaninovii* Kryl. et Serg. … 39

*Pyrrosia davidii* (Baker) Ching … 4

**Q**

*Quercus wutaishanica* Mayr … 7

**R**

*Rehmannia glutinosa* (Gaert.) Libosch. ex Fisch. et Mey. … 149

*Rhodiola dumulosa* (Franch.) S. H. Fu … 53

*Rosa xanthina* Lindl. f. *normalis* Rehd. et Wils. … 68

*Rubia cordifolia* L. … 120

*Rubus idaeus* L. var. *borealisinensis* Yü et Lu … 69

*Rubus saxatilis* L. … 70

*Rumex patientia* L. … 16

**S**

*Salsola collina* Pall. … 24

*Sanguisorba officinalis* L. … 71

*Saposhnikovia divaricata* (Turcz.) Schischk. … 108

*Saussurea amara* (L.) DC. … 188

*Scabiosa tschiliensis* Grün. … 158

*Schizonepeta multifida* (L.) Briq. … 137

*Scorzonera austriaca* Willd. … 189

*Scutellaria baicalensis* Georgi … 138

*Scutellaria scordifolia* Fisch. ex Schrank … 139

*Sedum aizoon* L. … 56

*Serratula centauroides* L. … 190

*Setaria viridis* (L.) Beauv. … 207

*Silene jenisseensis* Willd. … 20

*Sonchus arvensis* L. … 191

*Sonchus oleraceus* L. … 192

*Spiraea pubescens* Turcz. … 72

*Stellaria dichotoma* L. var. *lanceolata* Bge. … 21

*Stellera chamaejasme* L. … 94

*Stemmacantha uniflora* (L.) Dittrich … 187

*Stenosolenium saxatiles* (Pall.) Turcz. … 127

**T**

*Tamarix chinensis* Lour. … 101

*Taraxacum mongolicum* Hand.-Mazz. … 193

*Thalictrum petaloideum* L. … 40

*Thermopsis lanceolata* R. Br. … 81

*Thlaspi arvense* L. … 52

*Thymus mongolicus* Ronn. … 140

*Tribulus terrester* L. … 86

**U**

*Ulmus pumila* L. … 8

*Urtica cannabina* L. … 9

**V**

*Veronica anagalloides* Guss. … 150

*Veronica dahurica* Stev. … 151

*Veronica linariifolia* Pall. ex Link … 152

*Vicia amoena* Fisch. ex DC. … 82

*Vicia unijuga* A. Br. … 83

*Viola acuminata* Ldb. … 96

*Viola biflora* L. … 97

*Viola prionantha* Bge. … 98

*Viola variegata* Fisch. ex Link … 99

**X**

*Xanthium sibiricum* Patrin ex Widder … 194

**Y**

*Youngia tenuifolia* (Willd.) Babcock et Stebbins … 195